産業カウンセラーの目

社団法人 全国労働基準関係団体連合会

脈々と引き継がれている精神

社団法人　日本産業カウンセラー協会　会長
安藤　一重

社団法人日本産業カウンセラー協会は今年一一月に二万二千人を超える会員と共に創立五〇周年を迎えることになる。

いま、私たちが五〇年の歴史を振りかえる時、アメリカのカウンセリングが社会の変化によりもたらされた個人の影響を考え、それへの真剣な取りくみの中から、カウンセリング心理学を発展させてきたように私達もこの基本線を大事に働く人びとの支援活動を展開してきたと自負している。

私たちは、産業社会の急激な変化が個人に危機的な影響を与え、それに悩み、苦しむ人に「引き戻せない過去ではなく、切り開かれるであろう未来を見据えたカウンセリング」を推進してきたことを誇りにしてきた。

つまり、私たちはカウンセリングの実践者として、日本の勤労者の置かれた状況にたえず関心を持ち、それに責任を負う者として誠実に地道な援助の取り組みを行ってきた。

そのことは当協会が設立された一九六〇年の頃を概観してみると、高度成長期と重なり、我が国の産業が驚異的な成長を遂げ、アメリカに次ぐ高度に発達した資本主義国に成長した時期である。

この高度成長の中で、技術革新が産業そのものを変え、職場を変えた。

すなわち、産業社会の発展は大量の労働力を必要とし、その担い手として中学卒業の若者たちが「金の卵」ともてはやされ、集団列車で工業地帯に送られてきた。この若者たちの職場への定着と生活への適応のために当協会の先輩たちは人事相談やカウンセリング制度を導入するために学習を重ね、協会の設立に情熱を注いだ。

この頃、日本にカウンセラー団体、まして、労働者を支援するカウンセリングなど存在しなかった頃に、協会草創期の先達は労を惜しまず、働く人びとの支援に情熱を燃やした。この先輩たちの崇高な精神は、現在にいたるまで協会の方針に、産業カウンセラーに脈々と引き継がれている。

その活動の一端をご報告させていただくと、「働く人の無料電話相談」「全国主要都市でのうつ・自殺をなくす・キャリア開発などの公開講座」「阪神淡路大震災をはじめとする災害への支援」などの社会貢献事業へ積極的に取り組んでいる。

この度、本書により産業カウンセラーの実践活動を一冊にまとめ出版される機会をいただき、その活動領域により、創意工夫を凝らした多様な援助活動の実態をご理解いただけるのではないでしょうか。

当協会は、今後もひきつづき激変する産業社会で悩み苦しむ働く人びとに「生きること働くこと」を支援するためにさらに自己研鑽に努めてまいります。

本書出版にあたりましては全国労働基準関係団体連合会並びにご担当の古山善一氏に多大なお力添えをいただきました。心から感謝申し上げます。

「産業カウンセラーの目」から見た社会の課題

日本産業カウンセリング学会 会長
法政大学大学院経営学研究科キャリアデザイン学専攻 教授
桐村 晋次

企業、学校、役所、医療や地域社会の分野で活動している産業カウンセラーは、変化する時代の影響を受けて次々に出てくる産業カウンセリングの課題に、日々懸命に対応している。この「産業カウンセラーの目」を通して見た事実は、まさに今日の社会が直面している課題であり、学者や批評家が足元にも及ばない迫力を持って読者に訴えかけてくる。

産業カウンセリングの課題には、マニュアル化され標準化された解決方法があるわけではない。ケースごとに多様な背景があり、特別な事情がある。産業カウンセラーとクライアントが、周囲の人々の協力を得ながら、根気強く課題に対処して行わなければならない。先輩カウンセラーや医療・法律・金銭問題に関する専門家の支援に頼ることもあるが、そうしたリファー（照会）先も情報源の確保も産業カウンセラーの力量にかかっている。

はじめに

この本には、困難な問題に直面した時に産業カウンセラーがどのように課題に取り組み、苦悩しながら一歩ずつ解決に近づいて行ったか、周囲の支援を得られるようになったかが語られている。正答が分らない、答えがあるかどうかさえもわからない、周囲の理解も得られない状況の下で工夫と情熱で局面を打開していく姿勢から、多くの勇気を与えられ知恵を学びとることが出来る。

国境を越えて、人、商品、情報、金が自由に出入りできるグローバリゼーションは、同時に世界中にひとつの標準とルール（グローバルスタンダード）を持ち込んだ。経済力・技術・資源のある国とそうでない国の格差が広がり、際限のない競争と変化への適応に人々は希望を持ちにくくなり、自信を失い始めている。「競争と適応」の対抗軸として、私たちは「協調と個性尊重」を掲げたいと思う。どんなに精緻に作り上げられた政治制度や法律でも、功と罪があり、明と暗がある。それを運用によって補うのが人間であり、人の心の有様であろう。

「協調と個性尊重」の第一歩は、人の話に耳を傾けること、すなわち「傾聴」と、相手の個性をあるがままに受け入れること、すなわち「受容」である。「傾聴と受容」はカウンセリング・マインドの核をなすものである。傾聴と受容をベースとする産業カンセリングの研修の場が、いつも明るい雰囲気と笑顔に充ち満ちているのは、産業カウンセリングを学ぶことによって人間らしい社会に変革していこうという活動に参加しているという誇りと喜びを参加者が感じているということではないだろうか。

目次

はじめに

ii 脈々と引き継がれている精神
社団法人 日本産業カウンセラー協会 会長 安藤 一重

iv 「産業カウンセラーの目」から見た社会の課題
日本産業カウンセリング学会 会長 法政大学大学院経営学研究科キャリアデザイン学専攻 教授 桐村 晋次

第一部 カウンセラーの役割など

2 企業のメンタルヘルスサポートとしての産業カウンセラー
社団法人日本産業カウンセラー協会 理事 北海道支部 支部長 桑原 富美恵

6 DVシェルタースタッフは産業カウンセラー
DV被害者支援ネットワーク鳥取 代表 梅林 智子

10 ニート・フリーターの就職活動支援について
ハローワーク水戸 就職支援アドバイザー キャリアコンサルタント 土田 明裕

14 キャリアサポートセンターにおける産業カウンセラー
㈳日本産業カウンセラー協会 常務理事 福岡県立大学人間社会学部人間形成学科教授 小松 啓子

18 こころを開き、ありのままの自分を見つけ、受け入れる
㈳日本産業カウンセラー協会東北支部副支部長、産業カウンセラー養成講座部長 陸上自衛隊 東北方面 総監部 監察官 金田 隆

22 私たちは『心のレスキュー隊』
㈳日本産業カウンセラー協会 関西支部長 遠藤 瑞江

26 産業カウンセリングと教育の出会い
社団法人日本産業カウンセラー協会中部支部長 元・春日井市立小学校長、現・春日井市いじめ不登校相談室相談員 神戸 康彦

パーソナリティはラジオ美人？　30
㈳日本産業カウンセラー協会　四国支部事務局長　田中　節子

管理者のためのリスナー研修　34
㈳日本産業カウンセラー協会　東京支部　事業部副部長　堤　貞夫

閉ざされた社会から生まれた産業カウンセラーの眼力　38
元潜水艦艦長　現湘南工科大学非常勤講師　若林　保男

変化する産業カウンセラーの役割　42
㈳日本産業カウンセラー協会理事長　近藤　啓二

ダブルジョブ―二つの視点による相乗効果　46
株式会社日立ケーイーシステムズ　総務部部長代理・産業カウンセラー　渡邊　一正

産業カウンセリングは紛争解決の専門技術　50
社団法人日本産業カウンセラー協会　ＡＤＲセンター事務局長（産業カウンセラー）　小山　一郎

大学という職場でいきるもの　54
和光大学　学生支援部学生支援室長　小泉　利明

母子家庭就労支援　産業界との橋渡し　58
港区役所　ひとり親家庭就労支援員　吉澤　ゆかり

知らない　できない　メンタル対策　62
本山社会保険労務士事務所　特定社会保険労務士　本山　恭子

第二部　風通しの良い職場作りなど

風通しの良い職場づくり　68
㈳日本産業カウンセラー協会　常務理事　古山　善一

職場におけるセクシュアルハラスメントの防止に向けて 72
日本産業カウンセラー協会九州支部鹿児島地域責任者　産業カウンセラー（元長崎労働局雇用均等室長）　林　ユリ子

労働組合と産業カウンセラー 76
沖電気工業株式会社人材支援部キャリアサポートチーム、産業カウンセラー、元沖電気工業労働組合生産サービス支部執行委員長　大小原　利信

社会保険労務士と産業カウンセラー 80
根岸人事労務事務所　根岸　純子

メンタルヘルスと経営―中小企業への普及のために 84
あずさ監査法人　人事部　奥　憲太

タクシードライバーのプチカウンセリングでお客様の安全確保 88
日の丸交通㈱猿江営業所　運行管理者　関口　春江

メンタルヘルス対策の普及促進 92
独立行政法人 労働者健康福祉機構　東京産業保健推進センター内　メンタルヘルス対策支援センター　メンタルヘルス対策促進員　石見　忠士

第三部　組織の活性化など

組織におけるキャリア開発支援の取組み 98
株式会社日立製作所　労政人事部主管　上田　敬

ヤングキャリア・ナビゲーションで出会った若者たち 102
シニア産業カウンセラー　森田　由美子（C's PORT代表）

職場活性化の鍵はコミュニケーションにあり 106
日本産業カウンセラー協会北関東支部　碇　正義

トップダウンで健康管理体制づくり 110
ネットワンシステムズ㈱　人事総務グループ健康推進室　清川　雅俊

ダブルジョブ　仕事もカウンセリングも　114
株式会社アイ・ティィ・フロンティア　SE・産業カウンセラー　水越　乙恵
CS（顧客満足）の前提にES（従業員満足）の向上がある　118
株式会社東京ソワール　人事部課長　FAコミュニケーショングループ長　高木　雄子
ワークライフバランスと産業カウンセラー　122
㈳日本産業カウンセラー協会　常務理事　和田　幸子

第四部　こころのケアなど

パニック障害　適応障害の事例から　128
シニア産業カウンセラー　河野　裕子
アルコール依存・摂食障害と診断された女性社員の復職まで　132
キャリア&カウンセリングルーム柏原　代表　畑　登代子
震災復興は自分再生から家族再生、そして地域再生へ　136
㈳日本産業カウンセラー協会　上信越支部　新潟事務所長　堀内　一恵
メンタル不調とライン管理者の対応　140
東京産業保健推進センター　相談員　古山　善一
自殺予防と電話相談　144
産業カウンセラー　山口　志治子
早期発見と予防に役立つお試しカウンセリング　148
虎ノ門カウンセリングルーム　産業カウンセラー　梅田　福一郎
うつ体験こそ私の財産　152
ラジオディレクター　石橋　真希子

メンタルヘルス対策推進の鍵　156
太陽誘電㈱ヒューマンサポートセンター　シニア産業カウンセラー　渡邊　登美子

聴覚障害は「みえない障害」　160
日本聴覚障害者心理協会　副会長　産業カウンセラー　小坂　正史

企業内産業保健現場の変遷「がん」から「メンタルヘルス」へ　164
㈱労働者健康福祉機構産業保健部　メンタルヘルス対策推進アドバイザー　菅野　由喜子

パワハラと言われない部下指導　168
㈱クオレ・シー・キューブ　企画・広報グループマネージャー／主任講師　原　いづみ

第五部　経営者の視点

企業経営と産業カウンセリング　174
パーソナル株式会社　名誉会長　隅田　献

中小企業が直面するメンタルヘルス対策の実情　178
株式会社イワモト　岩元　健一郎

小さい会社だからこそ見えるものがある　182
㈱マイスター　取締役専務　産業カウンセラー　高井　晴子

ピンチはチャンス　中小企業で活きる産業カウンセリング　186
株式会社山岸製作所　常務取締役　産業カウンセラー　岡田　美智子

中小企業だから従業員が見える・動ける　190
㈱セイキ製作所　監査役　シニア産業カウンセラー・社会保険労務士　松原　賀寿子

第一部

カウンセラーの役割など

企業のメンタルヘルスサポートとしての産業カウンセラー

社団法人日本産業カウンセラー協会 理事　北海道支部　支部長
桑原　富美恵

北海道支部事務所には、事業所の人事、総務、安全衛生の担当者から、「現場にあったメンタルヘルスの研修をやってほしい」「メンタルヘルスの内容の理解はよくできている。しかし、制度としてどのようにして取り入れていいか教えてほしい」「社内で何をやると大丈夫なのか知りたい」など、さまざまなお問い合わせをいただきます。

私たちは、このようにご連絡をいただくと直接、担当者とお会いし、現状をお聞きします。各事業所のメンタルヘルスに対する、知識、意識に違いがありますが、それぞれの担当者が困っているという現状が見えてきます。

内容は、メンタルヘルスについての知識や研修、制度作りをしたい、最近は長期欠勤者のことや復帰のガイドラインとさまざまであり、それぞれ解決したい個別の課題をお持ちです。担当者により、メンタルヘルスの指針の内容をよく理解し、事業所に取り入れて方策を考えておられる方、また病気の知識のみの方、「言っていけない言葉」を気にされている方など知識が統合されていない場合もあります。また、ご相談中に、ご自身の部下対応の話に及ぶこともあり、担当者の苦悩が見えることもしばしばです。

しかし最近、意識が大きく変化しています。特にここ数年、北海道支部への問い合わせが大変増加し、各事業所へ出向き実施するメンタルヘルス研修の回数や支部とのホットライン開設、カウンセラー派遣などが大変増えている実態からも推察できます。

■ケースを通して

ご相談の中からある事業所の例を紹介します。

二年ほど前のことでした。支部への相談のきっかけは、後ほど触れるメンタルヘルス基礎指針の研修で支部カウンセラーが講師を務めたことから、主催機関からの紹介でした。お会いした人事担当者は、メンタルヘルスの対応が初めてで、どこから取り組んでいいのかわからないというご相談でした。現状は、長期欠勤者数名、過去にメンタルヘルス不調が原因で退職した者もいたなど、現在どの人事担当者も抱えているような内容でした。結果、具体的な取り組み計画をつくり、当面の課題として、社内の啓発、不調者の相談対応、予防的な仕組みづくりをすることとしました。

最初に啓発として、管理監督者にメンタルヘルスの研修を実施しました。メンタルヘルスの知識を身につけること、自身の責任領域であることを認識してもらうこと、部下の話をしっかり聴くことなどです。社内では、人事課を中心に組織づくりをし、研修後は、内容をまとめ、社内で配信しました。次に、その後の階層別研修に必ずメンタルヘルス研修を加えることを計画して実施。さらに社内に相談体制を作り、精神科医と産業医契約を結んで、具体的な課題解決と組織作りがほぼ完了しました。

現在は、社内の産業保健スタッフが相談業務を担当し、社内教育に当たるなど、順調に進んでおり、支部へも時々ご相談に見えます。このように担当者に明確な位置づけがあり、キーパーソンになる担当者が、真剣に熱意をもって取り組む場合は大変速く進みます。

また、このケースとは逆に、何年も打ち合わせと相談ばかりが続くケースもあります。その原因は、社内でメンタルヘルス対応について明確な位置づけがなく、特に上層部への働きかけが困難であったり、担当者がキーパーソンになる力量や熱意がなかったりと原因はいくつかあるように思います。しかし、中には二〜三年、メンタルヘルスの基礎知識の説明会に何度も呼ばれ、出かけるたびに担当者が変わり、取り組みが進まないとあきらめていると、少しずつ形になり、組織化される場合もあります。一言で「本当にさまざまだ」という感想です。今はそれぞれの事業所の事情に合わせながら進めています。

■地域の中での位置づけ

産業カウンセラー協会北海道支部が、地域の中で「頼れる組織」としてご相談にのったり、具体的にお手伝いができるようになったのは、いくつかの背景があります。

その原点は、北海道支部（元札幌部会）が、平成一二年八月の「事業所における心の健康づくり」〜事業所における労働者の心の健康づくりのための指針〜が出された当初から、北海道地区のメンタルヘルスへの対応を進め、特に指針の中で「産業カウンセラー」という名称が明確にされたことの責任から、指針への具体的な取り組みを始めたことにあります。

指針の出された平成一二年、指針の内容を中心とした研修をスタートし、一三年には、支部の数名のカウンセラーが、指針の内容や事業所内での考え方を示す基礎研修講師や、当時のモデル事業所の支援専門家として、直接、指針推進のためのお手伝いを始める機会を得ました。

その後、さまざまな機関からの指導を得、北海道内のメンタルヘルスの公的委員会メンバーとしての場もいただき、具体的に指針の啓発活動に加わりながら指針を広め、現在も支援事業の専門家として活動しています。

支部への評価は、指針にそった事業所ごとの支援及び組織計画作りが可能で、また、カウンセラーの団体なので、守秘義務をもつ組織としての信頼もあります。具体的には、トップへのプレゼンテーションから階層別研修まで、管理職向け相談から個別相談まで対応ができ、事業所と支部相談室をホットラインで結んだり、カウンセラー派遣、メンタルヘルスに関しての組織的、専門的な対応から相談教育まで、広範囲、丁寧に対応可能であるからだと思います。またこのような活動を通して、多くの具体的な問題解決に関わり、考え方、情報、手法が蓄積され、それが各事業所のお役に立っていると自負しています。

この活動は、当会の三活動領域の中の一つ「メンタルヘルス活動」であり、特に働く人々が、健康に豊かな人生を歩むために、支援することが大きな役割であると認識しています。

現在、自殺者が三万人を越えるという重大な事実を真剣に受け止め、特に働く人々を襲う「うつ病」~死に至る病~の早期発見と予防を重視して、北海道地区の働く人たちへの支援ができればと思いながら、日々の活動を進めております。

【桑原　富美恵】（くわばら　ふみえ）
就職をして、はや四〇年。外資系企業に入社し、子育てのためにフリーランスとして仕事を続けて来た。内容は経営コンサルタント・企業教育講師として。ユーザーの役に立つ人でありたい。働く人のためになる仕事をしたい。そのために産業カウンセラーの学習をはじめた。通過点になるはずが㈳日本産業カウンセラー協会の北海道支部を預かり支部長として一〇年。二〇〇九年から協会の理事を拝命している。場所はどこであれ、働く人の味方でありたいと思う。

DVシェルタースタッフは産業カウンセラー

DV被害者支援ネットワーク鳥取　代表
梅林　智子

DV（配偶者間暴力）や虐待の被害者を一時保護し支援にあたる当会の活動は、今年で丸七年となる。家庭内で、まさか殺してやる！死んでやる！などという事態が訪れようとは思いもよらず、現実の地獄にのみこまれ、傷つき疲れきった人たちの人生の一大事に付き合ってきた。まさに地獄から這い出そうとする母子の手を握り渾身の力を込めて引き上げた日から、共に生き抜いていく日がスタートした。

入所であれ、相談支援であれ、必要とされる限りは、お世話させて頂くことを決意し、ひたすら目の前の被害女性と子どもたちの回復を念じ続けた。心身を深く傷つけられた人の心は複雑で、時には支援する我々に対し、我慢してきたストレスをぶつけられることもある。

あぁ　こんなにも苦しかったんだね。とただただ抱き締めるしかなかった。何の知恵も力もなく、ただ正義感だけで突っ走ってきた日々を振り返ると、赤面するような失敗の連続だった。

直視出来ないほど残酷な現実に、せめて私の手の温もりを確かに伝え、支えなければと必死だったのに、理解出来ない怒りの感情をぶつけられ大変ショックだった。当のお母さんも自分の言ってしまったことに驚き、動揺した。ひどいおびえやうつを伴うPTSD、パニック状態…、飲酒、喫煙、自殺願望。冗談じゃなかった。

暴力には屈しない

これは一体何？　人の心の不思議を知りたくて、生きて働く心身を支える術を知りたくて産業カウンセラーの門を叩いた。鳥取から毎週大阪に通って半年。知りたいことが一杯あって指導者の先生であろうが、だれであろうが質問した。恐怖に支配される心？　逃げられない気持ちの正体？　仕事をして食べていくための援助のしかたは？　どなたも真剣に調べて頂き教え導いて下さった。そして資格試験。筆記、面接、実技試験のどれもドキドキだったが、合格させて頂いた。きっと、遠くから中年のおばさんが皆勤賞で通ったことへのおまけだろう。当時シェルターに入所していた皆さんがカツカレーでお祝いしてくれた。

あれからずっと被害者の母と子と共に、前だけを向いて歩いてきた。年中無休無給、花も嵐も踏み越えて、警察始め行政の壁を看破するぞと意気込んで、くやし涙も何度か…でもその度に、つないだ手に励まされてきた。趣味の剣道も合気柔術も役に立った。

「暴力には決して屈しない」。大切な命を守り抜くためには何でも出来ると思うし、実行してきた。でも、やる気だけでは乗り越えられない沢山の問題にぶつかって、沢山の暖かい人に出会い協力の輪がじわじわと広がっていった。電気屋さん、引越し業者さん、教会、お寺、農協さん、病院のケースワーカー、スーパー、司法書士、弁護士、警察官、裁判所、拘置所、検事さん、銀行、児童養護施設、美容院、児童相談所、保健所、精神科の先生、郵便局、大工さん、児童自立支援施設、旅館、温泉、お菓子屋さん、英語・タガログ語・ビサヤ語・中国語の通訳の皆さん、学校の先生達・大学生の皆さん、そして何と言っても頼りは職安のキャリアコンサルタント…、あまりに沢山で書ききれない。今では県市町村も、ＤＶを人権問題として真摯に考え、母と子を守るために協力しあうのが当然となった。今や当然と言えるＤＶ対策だが、たった一〇年前には正面切って「ＤＶです」と言えなかった。根拠となる法律がなかったのだ。

DV法の施行

一〇年前、警察に助けを求めて被害女性を案内し、「夫婦喧嘩は傷害事件にはしない。相談に来なかったことにしろ!」と言われ警察を見限り、内密に、婦人相談所に子どもたち共々一時保護してもらって安堵した頃、警察から呼び出され、「夫が妻子の捜索願を出したから、すぐ連れて来い」と。安全な所にいるから心配ないと言う私に、「一体お前は何の権限があって、人さらいの片棒担ぐようなことをするのか」とののしられ、堪忍袋の緒が切れて、「友だち助けて何が悪い! 捜索願いは夫からの暴力による避難と付箋を付けて本部に送ればいいはず。こういう被害者が行く先の見当もつかないの? へえ〜」。子供の捜索願は本部が早く探せとウルサイからと、私にかくまった責任を取れとせまるのだった。「本部本部ってオタオタするんじゃないわよ! 蚤の金玉!!」。知らぬうちに染み付いた毒舌炸裂。母子の落ち着き場所は、警察にさえ明かせない時代だった。命からがら逃げやっと落ち着いた所へ警察官の巡回連絡と称する身元調査。家出人の捜索願が出されていれば、当該警察署に連絡し、本人と判明すれば、当の警察官は褒賞者、母子は再び追われ逃げまどう事態だった。きっと全国の母子寮ではこのような理不尽が繰り返されていたことだろう。あの警察官たちはきっと全員DV男なのだ。

男社会の法曹界でも、新聞社でも、権力を握った男たちは自分がDVを働いているという自覚に乏しい。法律を作るしかない。強い実効性のある法律を求め、総理府に向けて意見を送った。一九九九年、警察庁がDV事案に積極的に介入するよう通達を出し、二〇〇一年一〇月一三日DV法(配偶者間暴力防止法)は施行された。超党派の女性議員たちが国会に提出し、日本のDV法が誕生した時、私はすでにDV被害者を支援する組織を立ち上げ、奔走していた。深夜自宅に帰る車の中で、しみじみと喜びを味わい涙した。犯罪被害者は、警察など公権力によってしっかりと生命身体財産を守られ、行政が被害の保障に乗り出すべきだ。DV被害者も虐待被害者も共に生きていく優しい社会であるべきだ。

被害者の約八割はPTSD（心的外傷後ストレス障害）症状をもっている。暴力や怒鳴り声にとてもおびえ、他の人が怒鳴られても体調を崩す。男性が怖いと言う。皆さんの職場や身近にそんな人がいたらそっといたわってあげて下さい。優しさの世代間連鎖は今日のあなたから広がるのです。

＊DVシェルター：民間緊急一時保護施設（DV、虐待、人身売買、ホームレスなどの被害者を収容する）

【梅林　智子】（うめばやし　ともこ）
DVシェルター（民間緊急一時保護施設）代表スタッフ。二〇〇〇年に団体を設立し島根・鳥取で被害者支援を行う。産業カウンセラーとして働き乍らシェルターでは無給のボランティア活動を続けている。「自らのキャリアを生かして働いて生き抜くシェルター」行政の閉じこめシェルターとは全く異色な運営を行っている。女性子どもそして家族の方々を支え、再び生きいき回復して行かれる姿を見られる事が至福。

ニート・フリーターの就職活動支援について

ハローワーク水戸　就職支援アドバイザー　キャリアコンサルタント
土田　明裕

現在、ニート・フリーター（若年者未就職者）の就職環境は、企業業績が回復しているにもかかわらず大変厳しいのが現状です。

特に「やりたいことがわからない」などの理由から、新卒時に正社員になれず派遣・請負など非正社員雇用になってしまうとなかなか正社員雇用になれないのが現状といえます。就職に失敗してしまう多くの若者に聞くと、「高校・大学卒業時に誰にも相談せず自分自身で考えたが、よくわからない状態でニート・フリーターになってしまった」とよく言います。最近はハローワークやジョブカフェなどで、産業カウンセラーやキャリアコンサルタントが相談に対応していますので活用することが大切です。

以下は、個人情報がわからないよう脚色した相談事例です。

■相談実例①

○高校進学失敗と大学進学失敗で職業選択がうまくいかなくなった例

〔一回目面接〕

「やりたいことがわからない」「親から仕事をしろと強く言われる」とのことで本人仕方ない表情で相談に

来る。

「仕事なら何でもよい」「独立が出来る資格試験にと思い司法書士を受験したが落ちてしまった」と言う。

全体的に無気力感ややる気のなさを感じる。

司法書士試験について、今後の合格へのやる気や仕事観について聴いても伝わってくるものがない。

〔二回目面接〕

職業興味検査などを行い、本人の価値観や考えを聴くが、検査の回答には「よくわからない」という答えが多く、本人の意思や意見がはっきりしない。

求人票を見ても「わからない」「仕事には就きたいがよくわからない」という。

〔五回目面接〕

過去について話し始める、高校進学で自分の行きたかった学校に親の反対で行けなかったこと、親が行けと言ったので、入れる大学に入ったことを話す。

資格試験も、どんな資格なのかよくわからないが、資格があれば就職できると聞くので受けたという。

〔七回目面接〕

これまでアルバイトなどもしたことがなく、職業観や職業知識が乏しいため、職業紹介ビデオなどを観て学ぶ。

〔一〇回目面接〕

職業訓練と職場研修の両方が体験できる「若年者訓練」を受講。就職に向けて一歩を歩み始める。

【考　察】

このケースは、高校・大学時代の進路選択のつまずきが、就職選択まで大きく影響しているケースといえます。本人なりに資格獲得への努力をしていますが、社会経験が乏しく、高校・大学進路選択のつまずきから自分自身へ信頼感が少なく、職業観も乏しいため求人票を見ても自分がどうしてよいかわからないケースといえます。

「何をしてよいかわからない」と言う若年者の場合、このように自分自身への信頼感の欠如や職業知識の乏しさから職業選択が出来ないケースが見られます。

体験型職業訓練などを受講させることにより、自分で考え人生選択できるように援助していきます。

■相談実例②

○安定を重要視し公務員試験を毎年受け続け就職の機会を逸してしまった例

〔一回目面接〕

現在二六歳、大学卒業後、毎年事務系・警察官・消防官公務員試験を受験しているが合格しない。

公務員試験の狭き門は分かっているが、両親から「安定・収入面から公務員を目指すように」と言われ続けている。また最近、早期退職した父親を見ると自分でもサラリーマンにはなりたくないと言う。

〔三回目面接〕

受からない自分に対して不満感や将来への不安感を述べる。大学時代の友人は就職しており、主任や係長などになっていることに焦りを感じているため早く就職したいという気持ちが大変強い。公務員への希望や就職への葛藤などから、何をやっても空回りしてしまう感じが強い。

〔四回目面接〕

公務員試験の勉強方法について聴く、大学卒業後二年間は親の理解があり専門学校の公務員専攻科で学んだが、最近は親への気兼ねから独学の勉強をしている。図書館で勉強しているが不安感で一杯の気持ちを持ちながら勉強をしている。

〔五回目面接〕
今後の方向について、公務員試験をメインにするか、会社就職をメインにするか話し合う。ここでは、どちらかに決めるというスタンスではなく、現状でどちらの選択の方が自分にとってメリットがあるか冷静に考えてもらう。「自分にとって」というところがポイント。

〔六回目面接〕
公務員試験は、今年も受けるが、企業への就職も選択肢に入れることを自分で決定する。

〔八回目面接〕
事務系の仕事以外の会社も受験していく、最終的に大手警備会社の機械警備パトロール員に就職した。本人は業界最大手に就職出来たことで、安定性を得たい気持ちも達成したようである。

【考　察】
不安定な雇用状況から公務員志望や教員志望は近年大変強い。一方その競争率も高く希望どおりにならない場合が多い。「何歳まで受験をするか」「本当に公務員だけが自分の道なのか」を十分検討し、産業カウンセラー、キャリアコンサルタントと話し合いながら考えることが重要である。

【土田　明裕】（つちだ　あきひろ）
化学材料メーカー勤務中うつ事例に出合いメンタルヘルス対策の重要性に気づく。産業カウンセラー資格を取得すると共にボランティアにて相談業務を一五年行う。ハローワーク転職後若年者、就職困難者の相談支援を行う。シニア資格取得後、日本産業カウンセラー協会シニア講座講師、企業団体でのメンタルヘルス講師、同協会東関東支部養成講座運営部長、現在大学キャリア支援センター勤務。

キャリアサポートセンターにおける産業カウンセラー

㈳日本産業カウンセラー協会　常務理事　福岡県立大学人間社会学部人間形成学科教授
小松　啓子

平成八年度に産業カウンセラー資格取得後、微力だが学生委員として学生の相談に関わってきた。私は大学生にとってキャリアカウンセリングが重要だと思っている。大学で毎日の授業で関わる若者達のことが、大変気になっている。大学教官であれば、誰もが思うことであろうが、学生にいい関わりができる教官になりたいと願ってきた。

私が産業カウンセラーの資格を取得した当時は、まだフリーターという呼称は今のようには一般化していなかった。当時も、「正規の職につかずにアルバイトをしたい」という学生は少数だがいた。なぜと尋ねると「どうしてもチャレンジしたいことがあって、正規の職員になってしまうと、資金を蓄えた段階で、すなわち採用後二〜三年という中途半端な時期に退職することになり、雇用主に迷惑をかけることになるので」という答えが返ってきた。今日では、目的を持ってフリーターをあえて選択している学生はほとんどみられない。

■気になる学生

大学に入学後、自分の目標に向かって、歩みだす若者が多くいる中、気になる学生が散見されるようになった。大学に入学したが、「自分がこれからどのように生きたらよいのか、わからない」という学生に出会う。また、就職活動をなかなか開始しようとしない四年生も気になる。「学生はもういい大人だから自分自身で方向性を考えるべき」などと、学生との間に距離を置くと、学生は離れていってしまう。

一五年くらい前までは、六〇名のクラスにリーダー的な学生が数人いて、クラス間でのコンパの企画や、教官を巻き込んでの親睦会にエネルギーを費やしてくれた。

学生が抱えている問題

ＩＴの普及が学生の自主学習のあり方に影響を及ぼしている。授業において提出を求められたテーマについてＩＴを活用し、ホームページ上から検索し、データを収集し、あたかも自ら考案したごとくレポートにまとめる学生。ＩＴの普及は学生から自主学習力・創造力を奪ってしまっている。

また、授業の中でのグループ討論では、自分の意見を積極的に発言できない学生。自由に発言することを求めると、すべての発言内容が評価に繋がっていると思い、発言を躊躇してしまう学生。どのような場面でも、自分の失敗を許せず、失敗体験を回避しようとする学生。授業がない時間が多くなると、あいた時間をアルバイトに費やし、昼夜逆転し、基本的生活習慣が乱れ、学業に悪影響が出る学生。ソーシャルスキル・コミュニケーション力の低下も顕著になっている。

社会の変化

日本は世界で最も少子化の進んだ国の一つになり、若者が社会的に自立することが難しい社会経済状況が生まれている。若年者の失業率は厳しい状況が続いており、特に二四歳以下のフリーターは、平成四年を基点に平成一六年には約二倍の二一三万人と、急速に増加している。雇用の不安定さが、若者の社会的、経済的な自立をさらに困難にしているといえよう。

学生にみられる、自主学習力・創造力の低下、失敗体験の回避、基本的生活習慣の乱れ、ソーシャルスキル・コミュニケーション力の低下等の問題は、当然であるが職業観に大きな影響を及ぼし、不明瞭な職業像と就業意識の低下を招いている。

入学当初からのキャリアカウンセリングの必要性

学生相談室に、入学間もない一年生が、進路のミスマッチを訴えてきた。「本当はAという職業を目指していたが、通える距離にその資格を取得できる国公立の大学がなく、親に勧められ公立の本大学のB学科に入学してしまった。大学を退学したい」というのである。決して経済的に豊かでない中、進学させてもらえるだけでも感謝しなければと、入試にチャレンジし、合格し、入学という一定の流れを経て、いざ他の学生に混じって授業を受け始め、自分は何をやっているのだろうと気づいたとのことだった。

「Aという職業を目指したい」と言って、もう引き返せない状況を悔やみ、涙が止まらなくなった学生。高校時代に、自分の親も含めて回りの大人に、自分の本音を語ることが出来なかった学生が、私の前にいた。「産業カウンセラーである私は、目の前のミスマッチを訴えている学生に何の援助が出来るのだろう」という思いで一杯になった。

高校時代にAという職業を目指したいと思うようになった動機を尋ねると、泣きじゃくっていた学生は目を輝かせて、動機を話してくれた。三回の面接終了の段階で、B学科を卒業後、経済的に親から独立してからAという職業を目指したいという方向性を自己決定した。入学当初の迷いを受けとめる産業カウンセラーの関わりの大切さを実感させられた。

私が勤務している大学での学生相談室では、臨床心理面からの対応はかなり充実しているが、キャリア形成支援の面は未開拓だった。この四月に、私が一八年間勤務してきた大学は、公立大学から独立法人に移行した。そして、独立法人への移行の中で、キャリアサポートセンターの設置と同時に、念願の産業カウンセラーを九州支部の協力下で、スタッフとして迎えることができた。

キャリアサポートセンターへの期待

全国を見渡すと、就職支援センターとかキャリアセンターという名称で、大学生の就職支援システムを準備している大学は多い。しかし、国公立大学で、設置しているところは限られていた。

私の大学に設置したキャリアサポートセンターには、就職活動の支援という限られた機能を求めているのではない。入学してきた学生、すなわち一年生から手厚く学生のキャリアを支援できるシステムを構築したいという思いで設置した。学生一人ひとりに対するキャリア形成支援の充実である。キャリアサポートセンターでは学生が大学入学までの自分を振り返り、自己理解を深め、自分の生き方を見つめ、さらに共に学ぶ友の生き方も受容・共感し、将来の自分像をイメージすることを可能とする場に位置づいて欲しいと願っている。

そこには、若者の気持ちに向き合えるキャリアカウンセリングの専門家の関わりが必須となる。その役割を担えるのは、産業カウンセリング力を基盤に、キャリアカウンセリング能力を身につけた産業カウンセラーと考えている。

産業カウンセラーのスタッフの方々が、キャリアサポートセンターで専門性を発揮し、福祉と看護の専門家を目指す学生達の一人ひとりに、「人を支えること、人を育てること」の意味を是非伝えていただきたいと思っている。

【小松　啓子】（こまつ　けいこ）
患者さんの本当の言葉を聴けない自分に気づき、悩んでいるとき、「簡単なこと、カウンセリングの勉強をしたらいいのよ」という勧めがきっかけで産業カウンセリングを学ぶことになりました。二期四年間、㈳産業カウンセラー協会常務理事という重い役割を担い、産業カウンセラーの方向性について多くの仲間と考えました。これからも、働く方々の真の応援団として、誠実に・謙虚に産業カウンセリングを深めていきたいと思っています。

こころを開き、ありのままの自分を見つけ、受け入れる

㈳日本産業カウンセラー協会東北支部副支部長、産業カウンセラー養成講座部長　陸上自衛隊　東北方面　総監部　監察官
金田　隆

はじめに

一〇月下旬の日曜日、産業カウンセラー養成講座盛岡教室の閉講式出席のために、秋の日差しが柔らかく降り注ぐ盛岡市を訪れました。

閉講式に先立ち、関係者全員による一分間スピーチが行われましたが、その中で、ある女性が、「私は、もう歳も歳だし、養成講座のお手伝いも今年限りで終わりにしようと思い、これまで勉強してきた資料を全部整理しました。しかし、中学生の自殺のニュースに接した今、まだまだしなければならないことがある、と思い始めております。また来年もよろしくお願いします」とのメッセージを発して下さいました。

聞くところによると、この方はかつて教職にあった方だとのこと。子供たちに対する温かな思い、人の命に対する全てを超えた思いに感動を覚えたのは私だけではなかったでしょう。

聴いてもらって、自分が見える

自殺者が年間三万人を超える異常な事態が続いている中で、子供たちまでもが、全てを否定し、自らの命を

絶っていく悲しい現実をどう受け止めればよいのか、答えに窮する日々が続きます。

一方、子供たちを預かる学校サイドでも教員のメンタルヘルス不調に悩んでいる現状があります。日本産業カウンセラー協会東北支部では、今年度、宮城県の公立学校管理者研修の一環として、校長に対するメンタルヘルス研修を受託し、二三回にわたり約七〇〇名の研修を行ってきました。研修プログラムは、一回三時間で、当初メンタルヘルスの基礎についてレクチャーさせていただき、残り二時間弱をワークに充て、自己開示、自己理解、傾聴技法の訓練に取り組んでいただきました。

ワークでの狙いは、感情表現の大切さと難しさ、自分の感情をありのままに受け止めてもらったときの気持ちの在り様の体験、そして感情に焦点を当てた聴き方の習得でした。参加者はこの研修を通し、「聴いてもらって、自分が見える」ことを、体験として学んでいただいたものと思っています。

私たち産業カウンセラーは、カウンセリングの根本に、「人は、本来的に自己成長の力を持っている」という信条を据えています。従って、ありのままの自分を見つけること（自己発見）が出来れば、次には問題解決に向かってスタートが切れることを、知識的にも経験則的にも実感しています。

自分の本当の気持ちを誰かに聴いてもらうこと、受け止めてもらうことによって、ありのままの自分を見つけていくことが、学校現場に限らず、日本の社会全体を襲っているメンタルヘルスに関する問題を解決するための一抹の光明となることを信じてやみません。

このようなことを考えていると、社会が抱える難問解決のための入り口が「聴いてもらって、自分が見える！」という実に簡単な形の中に見えてきます。私は、「聴く」ことが何にもまして大切な命を救うツールになるものと思っています。

感情を出せる場を！

東北支部では、毎年度仙台と盛岡で産業カウンセラー養成講座を開催しています。この講座では、理論講義、面接実習に在宅課題を加えた一六九時間のカリキュラムを四月から一〇月まで七か月間かけて進めています。

この間受講者は、産業カウンセラーとしての知識、面接スキルを学んでいきますが、前述した閉講式当日の一分間スピーチで一番多く出される話は、「長年受け入れられなかった自分の思いを、やっと受け入れることができた」「これまで無意識のうちに〝強面〟を作ってきたが、他人を必要以上に恐れている自分がいたからだった」等々のいわゆる自己理解に類するものです。

養成講座では、カウンセラーとして必要な知識・技能の修得ほかに、クライエントがどのようにして自己変容していくかを、自らの体験でつかんでいただくため、「話し手」になって、自分の本当の気持ちを聴いてもらう「クライエント体験」による自己理解の経験も重視しています。また、自分の中にある感情を言語化し本当の気持ちを話すこと、即ち自己開示することの難しさも併せて体験していただきます。

そして閉講式を終えた受講者は、自分を見つけ出し、落ち着いた柔和な表情で巣立っていきます。

しかしながら、自己理解にまで辿り着くには少なからぬ配慮が必要です。産業カウンセラーを目指す受講者といえども、心の奥底に隠していた、あるいは誰にも言いたくなかったことを話してもらうためには、次の前提条件が必要となります。

① 聴く側と話す側に温かい信頼関係があること。

② 聴く側は、話す側の感情をそのまま肯定的・共感的に受け止めることが出来ること。

③ 秘密が守られること

さらには、聴く側がカウンセリングマインドである「直そうとせず、わかろうとする」態度を持ち続けることが必要です。

産業カウンセラーは、職場の中で、地域社会の中で、このような「感情を出せる場」を醸し出す存在でありたいと願っています。

おわりに

私たちは今、かつて経験したことがない高ストレス社会に生きています。この社会を生き抜くためには、こころを開き、話す勇気が必要です。

しかし、残念なことに、私たちは「こころを開く訓練」を系統立てて受けていません。日常茶飯事、こころの中にしまいこんでしまうことはあっても、誰かに聴いてもらい、心の整理をつけていくノウハウを持ち合わせている方は意外と少ないかと思います。

こころを開き、ありのままの自分を見つけ、そしてそれを受け入れ、精神的に健康な生活を営んでいくためには、カウンセリングを学ぶか受けていただくのが確実な方法ですが、それが叶わない場合には、日常生活の中での感動を言葉として表現していただくのも一計かと思います。こころの健康の出発点は、身近な、さりげない感動の世界にもあります。

【金田　隆】（かねだ　たかし）
陸上自衛隊を定年で退官後、今年六月から東北支部長を拝命して、八〇〇余名の支部会員の皆様とともに活動に勤しんでおります。目下「災害時のメンタルヘルスケア」に関心を奪われ、産業カウンセラー協会のネットワークを活用して効果的なケアをしていくためのアクションプランづくりに腐心しています。四〇年間自衛隊に在職していたこともあって、「誰かのためになっていると思えること」が私にとっての「安心の種」のようです。

私たちは『心のレスキュー隊』

㈳日本産業カウンセラー協会　関西支部長
遠藤　瑞江

一九九五年一月一七日

「あっ地震だー！」咄嗟に飛び起きて、目の前にあるタンスを押さえていた。これが一二年前の一九九五年一月一七日早朝五時四六分、六、四三四人の尊い命を奪った阪神淡路大震災だった。

次々とテレビに映し出されるのは、慣れ親しんだ街の変わり果てた姿。いつまでも燃え続く惨状から目を離すこともできず、私はただ呆然と画面を見続けるしかなかった。

やっと我に返った時、私は受話器を手にしていた。被災地にいる産業カウンセラーの恩師や友人の安否を知りたくて、矢も立てもたまらずダイヤルした。しかし、無情にも電話は繋がらない。繋がらないと知りながらも、いつか繋がると、ダイヤルし続けた。だが電話が繋がることはなかった。

その翌日、早速私は娘を伴って現地に足を運んだ。二人とも重いリュックを背負って飛び出した。中身は二リットル入りペットボトルの水三本、うなぎの蒲焼、焼餃子、甘いものなど。すぐに口にできて、栄養のあるものを詰め込んだ。

大阪駅に着くと、電車はいつものように動いていた。私たちは乗客でごった返す神戸行きに飛び乗った。しかし、電車はすぐに行き止まった。そこから先の線路が崩れ落ちていたのだ。私たちは電車から降り、ひたすら神戸に向かって線路の上を歩いた。多くの人たちが同じ思いを胸に、ただ黙々と歩いていく。煙のにおい、崩れ落ちた家々、どこまでが家で、どこが道路なのかさえもわからない、変わり果てた景色はあまりにも悲惨だった。私たちは辺りをまともに見ることも出来ず、ただひたすらに歩くしかなかった。

ようやく私たちが探し当てた恩師の家は、壁が落ち、庭石や植木鉢が散乱していた。しかし、そこに訪ねる人の姿はなく、人の気配すら感じることはできなかった。

恩師の消息を尋ね回って、やっと探り当てられたのは病院だった。震災のショックから体調を壊し、病院のベッドに横たわっていた。無事を喜び合い、神戸をあとにすることができた。しかし、その数日後、恩師は震災のショックから立ち直ることができず、帰らぬ人となった。これが恩師との最後の別れとなった。

こうして私は傷ついた知人・友人やその家族に会うために、何日も何日も現地に足を運んだ。いつも、ぎっしり詰まったリュックを背にして。

■カウンセリングルームを設置

震災から数日後、ボランティアとしてカウンセラー募集の呼びかけが始まった。関西支部は電話相談窓口を開設、二四時間体制で対応した。全国から数多くの産業カウンセラーがボランティアとして駆けつけてくださり、大きなご支援、ご協力を頂いた。

私は避難所に設けられた、緊急のカウンセリングルーム（相談所）で被災者のカウンセリングを担当した。長期停泊中の客船や施設などの緊急避難所は、パーテーションで仕切られた小部屋が沢山作られていた。施設内だけでも二〇〇所帯に近い被災者が、やり場のない憤りと不安で途方に暮れ、眠れぬ夜を過ごしていた。そんな中に設置されたカウンセリングルームは、どこからでも目につくようにと、施設の中央に構えられた。隣には、医療チームや大阪府職員のボランティア詰め所なども設置されていた。

まず、カウンセラーは二〜三人ずつでグループを作り、二交代で毎日詰められるようにシフトを組んだ。はじめはカウンセリングというものではなく、『話し相手』をすることから始めた。『どんなことでも話しに来てください』というチラシを作成し、医療チームや府の職員たちと連携を取りながら狭い個室に閉じ籠っている人々に声をかけていった。さらに、食堂となっている所へも出向き、一人で寂しそうに食事をしている方や、テレビの前でぼんやりとしている方たちにも話しかけていった。次第に人の輪が出来るようになり、カウンセリングルームの利用者も増えていった。

この活動の中で私が心掛けたのは、いつも黄色のジャンパーを着用したこと。広い会場内をあちらこちら歩き廻るとき、「黄色のジャンパーを着た人は、話を聴いてくれる人だ」と気付いてもらい、安心してもらうために着用した私のボランティア制服だった。黄色の服はよく目立ち、被災者ばかりでなく、ボランティア仲間にも強い印象を与えたようだった。こうして避難所でのボランティア活動は九か月間続けられた。

当時、私は会社員であった。幸いなことに、雇用主も私のボランティア活動に理解を示してくれ、仕事を離れて応援と協力をしてくれた。職場には大きな負担をかけてしまったが、支援してくださった皆様の暖かいお心に、十数年経った今でも感謝している。

■福知山線脱線事故でも『心のレスキュー隊』

この阪神淡路大震災でのボランティア活動の経験があったからこそ、二〇〇五年四月二五日に発生した、福知山線脱線事故の、被害者救援活動をすぐに立ち上げることが出来たように思う。脱線事故当日の、痛ましく悲しい惨状がテレビから終日消えない。その画面を見ていると、一二年前の震災の時を思い出してしまった。

しかし、これは震災の時とは違い今度は怒りをぶつける相手が存在するのだ。被害者の心の傷を受けとめるお手伝いができるのではないかと『心のレスキュー隊』を思い立った。事故直後から、加害者となってしまった鉄道会社に、ボランティアとして協力したい旨の申し入れの電話を繰り返しかけた。しかし、電話で対応する鉄道会社の社員は動転しているのか、いつも話の途中で電話が切れてしまう。

ようやく人事の方と会えたのは、事故から一週間経った五月二日であった。鉄道会社へ打ち合わせのため出向いたが、本社と周辺は報道関係の人と車で混雑していた。本社の責任者から『大変な役割になると思います。ボランティアではなく、カウンセラー業務としてお願いしたい』との申し出があり、有償のカウンセリング業務を受託した。

一日一〇名（三交代）のカウンセラーを配置して対応することになり、要員確保のため、関西支部の養成講座の実技指導者に、手当たり次第電話とＦＡＸで呼びかけて何とかシフトを組んだ。振り返れば、私自身にとっても大変な連休であった。

あれから二年近くが過ぎた。今も被害者と鉄道会社社員のカウンセリング活動は続いている。

思いも寄らぬ突然の事故に、被害者の心の傷は癒える日が来るのだろうか。そんなことを気にしながら私は、産業カウンセラーとして、今日も被害者宅へ訪問カウンセリングに向かう。

【遠藤　瑞江】（えんどう　みずえ）
二〇数年間教育現場に関わってきた中で、持論では通用しない場面に何度も遭遇した。そこからカウンセリングを学び初めて、四半世紀が過ぎた。現在は産業保健推進センター相談員、中学校の非常勤講師として籍を置き数社の企業内カウンセラー、家事調停委員として活動。産業カウンセラー協会では、常務理事二年、関西支部支部長を四年間歴任し、支部相談室のカウンセラーとして活動中である。

産業カウンセリングと教育の出会い

社団法人日本産業カウンセラー協会中部支部長　元・春日井市立小学校長、現・春日井市いじめ不登校相談室相談員
神戸　康彦

学校を休む女子生徒

今から二十数年前、私が教師として中学二年生の担任をしている時、ある女子生徒が時々休むようになりました。お母さんは困り果てて、学校や他の教育機関に相談されたのですが、担任の私もお母さんもどうして彼女が休むのか、原因がよくわかりませんでした。一人っ子でおとなしく、口数の少ないのんびりした子だったと記憶していますが、校内でいじめにあっていたとか、女の子どうしの人間関係のもつれとか、教師に強く叱られたとか、そういった問題もありません。お母さんが家庭での様子を見ていても、本人が朝になると「学校へ行きたくない」と訴えるほかに何も思い当たることがなかったのです。

実は、この件は「登校拒否」という言葉が人々の話題に出るのと同じ頃でした。新聞や雑誌に「母原病」「親業」「カウンセリング」といった言葉が頻繁に登場していました。この女子生徒は、中学三年になったとき、話せる友だちが出来たのか、二人で一緒に下校する姿をよく見かけるようになり、三年の時はほとんど休むことはありませんでした。人は苦しいとき、たくさんいなくてもいい、たった一人の友達がいれば十分に癒されるのだ、ということを知るとともに、教師としての私自身の無力さを痛感しました。

「登校拒否」、今は不登校という言葉になっていますが、それにかかわる本を読んで、何とか解決をと思っていましたが、本を読んでいるだけではどうすればいいのか、よく分からないというのが実感でした。「親が変われば、子は変わる」という文章も、その通りだろうなと思いつつ、でも何を変えればいいのかハッキリしませんでした。何となく性格のことらしいということだけをおぼろげに感じていました。

「産業カウンセラー養成講座」との出会い

本を読むだけ、頭で考えるだけのカウンセリングの学習が数年続いた頃、名古屋で「初級産業カウンセラー養成講座」が開設され、それに飛びついたのが産業カウンセリングとの出会いでした。なぜ「教育」ではなくて「産業」だったかというと、不登校に関する本を読んでいる間に、子どもだけの問題ではなく、教師や親やその他の家族、子どもを取り巻く大人のカウンセリングの大切さを感じていたからです。また、カウンセリングという言葉の前に教育、医療、福祉といった言葉が付いていても、カウンセリングの基礎・基本は同じであると何となく感じていました。さらに、当時カウンセリングにかかわる講座を様々な団体が実施していましたが、場所が近く、働く時間を削ることなく、継続して勉強できるのはこの養成講座しかなかったというのも理由のひとつでした。

養成講座に参加してから気づいたのですが、間口の広い「産業カウンセラー」を選択したことは私に大きなメリットをもたらしてくれました。ひとつは、異業種交流というか、様々な職種の人たちと年代を越えて交わることができたことです。自分が働いてきた教育界とは全く別の新しい世界を見たような感じがしました。もし教育にこだわって講座を選択していたら、私のことですから井の中の蛙にしかなれなかったでしょう。これは産業カウンセラーの活動領域の広さにも通じるものと思います。

気づいたことのもう一つは、「養成講座」の半分近くの時間を占める「体験学習」を通じてのことです。それまで、カウンセリングについて本でしか知らなかった私にとって、面接実習では、スキルの学習とともに、カウンセラーの基本的資質とされている自己理解・自己受容ということに翻弄され、それまで気づかなかった様々な自分を感じつつ、本当に相手の話を聴けているのかと不確かで不安な思いに駆られました。

養成講座修了後、試験に合格し、一応は初級産業カウンセラーの資格をいただいたのですが、不安な思いは消えることなく、実際の面接の場面では自信も余裕もなくオロオロするばかりで、とても一人前のカウンセラーといえる代物ではありませんでした。しかし、体験学習を通じて、カウンセラーの役割は、相手の話を聴くというより、相手が安心して己を語ってもいいと思える人間になることだと気づいたのは大きな成果でした。

その後も、自己理解・自己受容を深めるべく、グループエンカウンターやスーパービジョンなど様々な研修を受講して、少しは成長したのかなと思ってはいますが、相変わらず人の話を聞くとき、自分のなかに湧いてくるこだわりや思い込みがあり、随分と私のカウンセリングの邪魔をしてるぞ、と感じています。養成講座受講から一五年も経ちますが、いまだに「共感する」ことがわからない、もどかしいばかりの自分がいます。まだまだ道半ばの感じです。

■全国研究大会を開催

第三七回を迎える今年は、美しい自然に育まれた中部の地、岐阜市において六月二～三日に開催されます。私ばかりでなく、多くの産業カウンセラーは、資格取得後も自己研鑽を続けています。日本産業カウンセラー協会ではそうした会員の要望を受けて、様々な啓発の場を提供しています。その最大のイベントが全国研究大会です。

現代社会は、従来からの日本的な働き方が「成果主義」「労働の個人契約」「労働時間の規制緩和」へと傾斜する動きが見られる一方、欧米では、雇用関係を更に自由化・個別化へと進める動きや、労使の対話を重視する動きが見られ、その国々に応じたいろいろな形の雇用システムへと大きく変化しようとしています。日本でも、まさに新しい雇用のあり方、労働のあり方の模索が始まろうとしています。

そこで、今年のテーマを『日本的な働き方とその未来～働く人びとの自律と産業カウンセラーの役割～』とし、東京大学助教授の水町勇一郎先生に基調講演をいただくこととしています。また、『変化する働き方と快適職場づくりへの課題』で、トヨタ自動車人事部長、連合総合労働局長を交えてのシンポジウムも開催します。会員の研究成果は、メンタルヘルス、キャリア開発、産業保健、男女共同参画、地域社会、教育現場、中小企業など一〇分野の分科会において発表を行います。

激しく揺れ動く現代社会にあって、働く人々には、組織や経営の再構築のなか、新しい職業能力をどう身につけるのか、自分がこれからどう生きていくのかが、大きな課題となっています。これはまさに産業カウンセラーの出番でもあります。大きく変容していくであろう労働社会に対応するとともに、個とともに生きる組織・社会の創造に向け、これからの産業カウンセリングのあり方を探究したいと考えています。

本研究大会に多くの読者の皆様がご参加いただければ幸いです。

産業カウンセリング第三七回全国研究大会詳細は、㈳日本産業カウンセラー協会中部支部ホームページ
http://www.counselor-chubu.jp/

【神戸　康彦】（かんべ　やすひこ）
三八年間、春日井市小中学校に勤務。不登校生徒の担任をきっかけに、カウンセリングに傾注。厚労省認定時の産業カウンセラー養成講座一期生（平成四年）。以後、長く支部の会員研修に携わる。平成一五年より中部支部支部長、平成一六年より春日井市いじめ不登校相談員、平成二〇年より人権擁護委員を務める。

パーソナリティはラジオ美人？

㈳日本産業カウンセラー協会　四国支部事務局長
田中　節子

日曜夜一〇時、松山市本町の南海放送ラジオのお堀に面したパルスタジオからの生放送『堀端シャッフル』。「担当は激辛面白コメントが魅力の言語学者、愛媛大学の樋口康一教授と私、ぼわーと癒し系ナイスバディ、ラジオ美人代表の産業カウンセラー田中節子でお送りします」という感じで放送している。

R四〇指定（四〇歳以下は聞いてはいけない）で始まったこの番組「昭和」をテーマに何でも有り。泣いて笑って感動させてもらっている一二〇分だ。

〝長距離トラックでこれから大阪に向かいます。〟〝今、主人と二人でフェリー乗り場に車を止めて聞いてます。〟〝夜勤なので今日は録音して明日起きてゆっくり聞くつもりです。〟〝タクシーで聞いてます。仲間にも聞くように無線で指示します。〟〝あっ今、帰りました。すみません、遅刻です。〟等々。メール、ＦＡＸ、電話、手紙、はがきで寄せられる「人の思い」があふれている。

■ラジオネームというペルソナ

なりたいものになれる楽しさわくわく感がラジオネームなのだが、実は本名もしっかりと明記されている。そこには読み手が絶対本名は読まないという、カウンセリングの守秘義務にあたる安心の場のルールがあるからだ。

昔は全部はがきだったが、今は九割がメールだ。感じた、考えたレスポンスが早い。投げかけた疑問に五〇通近いメールが瞬時に届く。メールになって自己開示型参加が多くなったようだ。本音をぶつけられる。日ごろの憂さ晴らしの機会の提供、カタルシス効果である。

メールを読まれること、はがきを読まれること、自分が書いたことが取り上げられること、みんな自分という存在を認められることを希求している。ストローク（存在認知の刺激）不足？ うーん、一億総ストローク飢餓状態かも知れないと感じる。職場で、学校で、家庭で、注意されたりお説教されたりはするが、誰も話を聴いてくれない。だからラジオネームというペルソナ（仮面）を付けて自分を語るのだろう。

マスコミからパーソナル・コミュニケーションへ

三〇年間、大量の情報を伝達するマスコミの世界にいて、顔の見えない不特定多数の人々に対して電波を送り続けてきた。カウンセリングは人と人の間で言葉や動作といった非言語によって行われる直接的なコミュニケーションである。

カウンセリングの勉強を始めると、送りっぱなしだった電波の向こうでメッセージを受け取る一人ひとりを感じられるようになった。リスナーの顔が見えるようになったのだ。

マスメディアという手段をとり、マス・コミュニケーションの中でパーソナル・コミュニケーションが成立しているような奇妙な感覚を経験している。

聴けていると思っていたインタビュアー

ところで、マスコミからカウンセリングというパーソナル・コミュニケーションへの移行を考えた理由は人が好きな私には、合っていると思ったからだ。実のところ、私は話すプロであり、話もよく聞けていると思っていた。だからこそ、自分の社会貢献の形として産業カウンセラーを選んだのだ。

何で今さら話を聴く練習？と思いながら取り組んだカウンセリング演習。ところが、違っていた。まったくできないのだ。頭でわかる傾聴という技法がやってみるとできない。カウンセリングの体験学習を続けるうちに言葉を失った。自由に言葉が使えなくなったのだ。何を言えばいいのか、どう応答したら正解なのか、と思うと何も言えなくなる。実技指導者が使う言葉を真似ながら、自分の言葉でないぎこちない言葉での応答。何だか変だ。こんなことは馬鹿げていると思った。くだらないと思った。でも、資格がほしかった私はとりあえず形を学んだ。試験は切り抜けたという表現が正しい。受容・共感・自己一致というカウンセラーの基本的な三つの態度でさえ当時の私には暗記科目であった。今にして思えば、人間尊重の理念が抜けたものであった。

私の聞き方はインタビューであって、私の聞きたいことだけを短時間に聞く作業だったと気づいた。スタッフの回すテープが無駄にならないように効率よく聞いていく。主役はインタビューを受ける側なのだが、実は制作側でストーリーを組み立てて聞いていく。決して来談者中心ではないのである。聞き手（インタビュアー）は相手の話に頷きながら、自分の組み立てたストーリーに使える部分と使えない部分を頭でより分けながら聞いている。だから使えるところを引き出すために質問をする。

長年培われたスキルは聞く癖となってしまっていた。だから一度、大きな衝撃を受けて、仮想の死をもって再生されなければならなかったのである。

「傾聴」について「あぁ、そうだったのか」と本当に納得できたのは、実は傾聴を教えるようになってからである。一度分かるとこんなに素晴らしいものはない。カウンセリングは傾聴に始まって傾聴に終わる、傾聴されて人は変われるのだ、と今は実感している。

■Ｂｅｉｎｇの産業カウンセラーを目指して

働く人のそばには必ず産業カウンセラーがいる。だから何があっても大丈夫、安心して働き続けられる、そうなることが私の理想だ。ライン管理者への傾聴訓練も大切だが、職場でこれを読まれたあなたが「産業カウンセラー養成講座」を受講して職場の心の安心Ｂｅｉｎｇになってほしいと願っている。

ところで、二〇〇九年一二月現在は産業カウンセラーと言語学者の番組は、ラジオ＆ＴＶのサイマル（同時）放送となり月曜の夜九時からオンエアーされています。興味をもたれた方は、周波数一一一六にチューニングしてみてくださいね。また、スタジオの様子は南海放送のホームページでも紹介されています。

なお、相方のモンゴル語の権威である言語学者によれば、モンゴルには「一般的な心理カウンセラーはいるようですが、日本の『産業カウンセラー』に相当するものはない模様です。今後、いろいろな業態が出現するにつれて、需要が出てくる可能性はありそうですが…」とのことです。

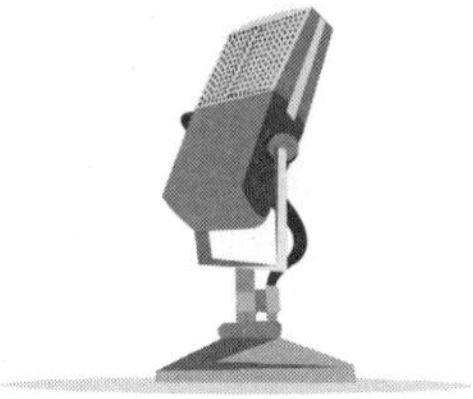

【田中　節子】（たなか　せつこ）
三〇年あまり南海放送㈱でテレビ、ラジオの番組制作・出演する傍ら㈳日本産業カウンセラー協会四国支部事務局長を四年半務めた。現在は協会理事とラジオパーソナリティという二足の草鞋をはき、産業カウンセラー&協会の存在、役割、活動を周知。産業カウンセラーの広報係を自負している。これからもマスコミにいる強みを生かして産業カウンセラーの必要性を社会に訴え続けていきたいと思っている。

管理者のためのリスナー研修

㈳日本産業カウンセラー協会　東京支部　事業部副部長
堤　貞夫

いま、なぜ、リスナー研修なのか

昨年末、中央ほか三地区労働基準協会合同で行われた労働安全衛生大会で、トヨタ自動車の方がリスナー研修を初任管理者全員に実施し、とても良い効果を上げているという発表をされました。企業や組織向けにリスナー研修を実施している私は聞いていて、やっぱりそうかと快哉の気持ちを感じました。

もう少し実態をお聞きしようと思い、ご担当にお電話しました。お話してすぐにリスナー研修の意味をよく分かっておられるとの感触を得ました。私が「どのくらい時間をかけていらっしゃるのですか?」と質問したところ、「一日かけてやっています、やはり、それでないとね…」と答えておられました。その口ぶりに、管理者に染み付いた仕事上のクセのようなものは、外部講師の講演・講義だけでは簡単に改められるものではないこと、自らが体験し実感する中で『気づく』ものだということ、管理者教育こそが大切であること、というポイントをよく理解されていることが感じられました。

二一世紀は『こころの時代』といわれます。二〇世紀は大量生産・大量販売の時代、人間もヒト、モノ、カネ、などと同列の資源といわれて、効率の追求だけがなされ、同じ価値観で一斉に動くことが求められてきました。しかし、人間は物ではなく、一人ひとりがそれぞれの生き方を求める存在であるという考え方が徐々に定着し、二〇世紀的価値観の限界が見えてきました。

ヒトは自分の価値を認めてもらい、やりたいことに熱中し、その成果を言葉に出して評価してもらうとき最高に成果を挙げようとする存在なのです。上司はお金や数値目標のみではなく、日ごろからその人に対する温かな関わりを持つことによって、信頼関係を作り、意欲を高め、さらに必要な指導と適切な勇気づけをすることが肝心であるという考えが、企業に受け入れられるようになってきたのです。

そして、この関係作りの基本にリスナー〔積極的傾聴〕の姿勢があります。

では、リスナー研修とはどのようなものなのか

リスナー研修は、日本産業カウンセラー協会「リスナー会」が一三年前に開発し、その後、産業界の変化に応じて、企業や組織のニーズを反映させ、改善しながら取り組んできたものです。同時にリスナー研修を高品質で提供出来る力量のあるスタッフ養成にも力を入れてきました。その結果として、いまや定番となっている「管理者向け積極的傾聴」という体験研修の実施が可能となったのです。

研修はニーズに応じてさまざまな形で実施できますが、現在のベーシックコースは次のとおりです。

・所要時間：丸一日、七・五時間。通常、九時から夕方五時半が標準
・受講者：最大二四名、できれば一八名くらいが望ましい
・スタッフ：受講者三～四名のグループにスタッフ一名とコースリーダー一名
・内容：すべて体験学習で、全体を段階的・構成的にプログラムしている
・実績：一二年間に、平成七年度労働省新任労働基準監督署長研修、東京労働基準協会連合会、品川、亀戸、大田、三田、中央などの各地区労働基準協会の会員企業向け研修、商工会議所の会員向け研修を、企業向け

としては、大企業を中心に、延べ九〇〇〇人の管理者研修を実施。東レ、クラレ、トヨタ、コカコーラボトリング、積水化学、日本ホテル、住友重機械、ナブテスコ、三井不動産販売、など。敬意をこめて社名を挙げさせていただきます。

傾聴の意味や内容を説明したり、模擬演習をする研修はいくらもありますが、「リスナー研修」の質的な違いは、実習のそれぞれの場面で産業カウンセラーのスタッフが受講者一人ひとりに向き合い、フィードバックやコメントを通じて、納得していただけることです。すなわち、集合研修でありながら、マンツーマンの関わりがあるのです。

受講者である管理者が日頃行っている自分のコミュニケーションスタイルの問題点は、実際の場面で、実感として「気づき」が得られなければ分かりません。この気づき体験が『目からうろこが落ちる』ということであり、丸一日の研修が終わって、感想をいただくと、ほとんどの方が聴くことの意味に気づき、納得されます。

この研修で、受講者は常に温かく迎えられ、自分を受け入れてもらう満足感を味わいます。自分を理解し他者の様子を観察し、フィードバックを与え、また、貰います。この積み重ねのうちに、自らやってきたことへの発見が起こるのです。

■リスナー研修は、多くの問題解決を助ける手段になる

企業の現場を取り巻く環境はますますストレスフルなものになってきており、多くの企業ではメンタル不調者の頻出に頭を痛めておられます。

集団主義的管理から個人主義的管理に向かうことは歓迎すべきことですが、現場で個人と向き合っている中間管理者にとって、コミュニケーションスキル、人間力への理解が必須になっています。経営に心理的側面の知識や、スキルが求められるようになっているのです。

例えば、従業員のキャリア開発について、もしかすると個人の勝手な言い分と思われるような問題にでも、上司がその人と正しく向き合い、話を積極的に聴くことができれば、従業員は会社を信頼し、困難な課題にも喜んで向かってくれるのではないでしょうか。

ＭＢＯ（目標による管理）やＣＤＰ（キャリア開発）は、本来、従業員が主体的に考えるべきものですが、上司と日常から良いコミュニケーションがとれていれば、押し付けや不信感の温床になることはないでしょう。意欲は高まり、メンタルヘルス不調は起こりません。このほかにも、人間尊重の職場づくり、不祥事の起こらない風土づくり、労働災害防止など、企業活動のいろいろな場面で「リスナー研修」の効果が現れるでしょう。

私たち産業カウンセラーは、厚生労働省許可公益法人の一員として、さまざまな形の取組みを通じて、働く人々の福祉の向上を目指しています。この「リスナー研修」もそのひとつとしてご提供するものです。積極的な活用を期待し、お勧めいたします。

リスナー研修に関するお問い合わせ先：㈳日本産業カウンセラー協会／東京支部　事業部（堤、寺田、北田）
ＴＥＬ　〇三―三三五五―三一二三　　E-mail：jigyou@counselor.tokyo.jp

【堤　貞夫】（つつみ　さだお）
帝人㈱にて、三〇余年営業、営業管理、人事を担当。工場勤務からスタートし、テトロン事業営業の企画管理、営業部長から人事部長に。事業縮小に向かう中で、事業転換、人員配置転換に注力した。関係会社出向時営業事故により退職。浪人時に中小企業診断士、産業カウンセラーなどを取得、キャプラン㈱に転じて、一〇数年、再就職支援研修、キャリア・カウンセリング、人材紹介、アセスメント、ＥＡＰなどに携わる。傾聴訓練、ＣＤＷ等の普及に尽力中。

閉ざされた社会から生まれた産業カウンセラーの眼力

元潜水艦艦長　現湘南工科大学非常勤講師
若林　保男

青葉マークの産業カウンセラー

私は、日本産業カウンセラー協会代々木校の平成一五年度受講生でした。当時、六三歳になっていましたので受講生五〇名中、最年長だったと思われます。身体は強健ですが、脳の働きは歳相応と自覚し、学習には人様の二〜三倍の努力が必要と見積もりつつ、養成講座に挑戦しました。このため、常勤の職場を退職し、就職口に公立高校の非常勤生活指導員を選び、態勢を固めて臨みました。中秋からは資格受験準備に入り、「受験準備中」を肩書にカウンセラー募集の求人票を漁り、歳を忘れて果敢に企業訪問をし、最終的には、某サービス業（従業員八〇〇〇名）の「心の相談窓口」の立上げに参画しました。

以来五年の歳月が流れ、この間、神奈川県労働福祉協議会のホームレスの就職支援や、日本産業カウンセラー協会推薦の下で陸上自衛隊座間駐屯地嘱託（帰還イラク派遣隊員への支援）業務を通して、延べ約一二〇〇名のカウンセリングを行いました。

閉ざされた社会（潜水艦）の絆

私は、三〇年前、三年弱の間、潜水艦「たかしお」艦長の職におりました。

潜水艦からは、〝暗い、重い、堅い、息詰まる人間模様〟がイメージングされます。艦内では、ストレスから環境不適応症等の精神障害の発症があるのではないか？など、明るい太陽の光を受けて日々勤務される方々からみますと想像できない環境ではないでしょうか。

しかし、私が過ごした〝閉鎖社会〟は、物理的には確かに、至るところ特殊鋼板でガッチリ囲まれ、当代技術の粋を集めて出来た多数の器材とのマン・マシーン交流社会でしたが、実は、そこには、人参もあればゴボウもあり、寅さんシリーズの上映もあるといった、心温まる社会でした。

潜水艦がチームとして全能を発揮するためには、「One for all, all for one（一人は皆のために、皆は一人のために）」の精神のもとに家族的絆を大切にします。

■潜水艦が人間社会に与える影響

(1) 人間性尊重への配慮

「人類が機械を使って空を飛び、機械を使って海に潜る」との願望は、万能の天才といわれるレオナルド・ダ・ヴィンチの私稿に見ることができます。しかし、潜水機械が完全犯罪に利用されることを危惧して生前は発表されなかったのでした。潜水艇（当時は一人乗り）が戦闘艦艇として歴史に登場するのは米国独立戦争以降です。第一次世界大戦の頃まで、騎士道の国・英国では潜水艦（艇）構造の有用性と残忍性は、人間性尊重への配慮と国防上の国益優先との狭間にあって世論を二分してきました。

(2) 日常の艦内生活

① 動、植物ともに、体内時計があってリズムをとっている通り、人間社会としても組織体にリズムを持つことは重要です。毎週末の昼食はカレーライスであったり、日中と夜間の区分を白灯と赤灯の艦内照明の切替によって生活リズムとしています。

② 艦艇に限らず、我が国のほとんどの船舶には、海上生活の守り神として神棚が設置されています。これは、特定の宗教上の問題ではなく、船の安全祈願の象徴として古来からの文化・習慣として残っています。最先端の科学技術を駆使した現代生活をしながらも生活の一部にはメンタルな原始生活様式を取り入れていま

す。有事になれば真水・空気量の管制によって一気に原始生活を余儀なくされましょう。原子力動力潜水艦ならば、無尽蔵の動力源を得ることにより、日常の生活環境にゆとりが生まれ、また戦闘場面での残存性（生き残り確率）が一挙に高まります。結果的にこの特殊社会の精神構造は大いに変革すると予測します。

(3) 即応態勢の維持

① 眠れる時に眠っておく。食べることは仕事の一つ。平時有事を問わず、潜水艦には、まず自然との戦いがありますので、乗組員一人ひとりが気力・体力の維持に常に気配りをします。

② 艦長はもとより、幹部も動物的感覚の育成に留意します。五感（視覚、聴覚、臭覚、味覚、触覚）のほかに、論理的・科学的訓練の積み重ねによった第六感（山勘ではない）の育成は艦の安全確保上不可欠です。

③ すべての練成訓練は、上記を基盤とした意識の上で有事に役立つ技量に到達しておく必要があります。

(4) 私人の心

① 正直に言えば、艦の三役（艦長、副艦長、機関長）の一角を占める頃までは、水圧や触雷からの恐怖心から解脱できませんでした（四〇年前には、第二次世界大戦に使用した浮遊機雷や沈底機雷がたまに発見されるときがあった）。

② 易きに向く自分と困難や危険に立ち向かう自分がいました。当時は、昇華された自分が、俗人としての自分を叱咤・監視していたような不思議な二重人格的自分がいました。有事に役立つ組織の安全は危険との戦いです。安全を目的化すると安全が逃げることを理解しなければなりません。

(5) 指揮官（艦長）の心

① 乗組員八五名の命と留守家族への配慮、国有財産四六〇億円への管理者意識がありました。

② 公海及び外国領海内にあって、艦は外国官憲から治外法権であり、艦の行動は、日本の国内法と国際慣習法によるべきことは常に念頭におきました。また、自衛艦は、国際法上、軍艦に認める権能を全幅発揮できない場面があることも認識しておきました。

③ 緊急時を思いますと、艦にはカウンセリングを所掌する幹部及びこの職場にマッチしたカウンセリング手

法が必要であると感じていました。
一般的に、カウンセラーの社会でもポピュラーではありませんが、牧会カウンセリング*にヒントがあると、今は感じています。

その他

幹部候補生学校を卒業した直後の新米指揮官が、戦闘場面で最も大切にするスピリットは、〝指揮官先頭〟の精神である、と教育されていました。五年前に産業カウンセラー養成講座を終えたとき、新米カウンセラーが必要とするスピリットは何か?、と自問自答しましたが、当時まだ回答を得られませんでした。
延べ一二〇〇名のクライエントに接した今は、「新米カウンセリングは、力まず、自己開示ができる」ことがキーポイントになってくると感じています。

㈳日本産業カウンセラー協会神奈川支部所属

*プロテスタント教会で、牧師が信徒を導くようにカウンセリングを行うこと。

【若林　保男】（わかばやし　やすお）
大学卒業後水中生活（潜水艦）が主であった。四〇歳代半ばの三年間、異国での勤務を通じて家族と共に異文化に触れた。退官後は、会社顧問を経てカウンセリングの勉強を始めて以来延べ約一三〇〇名のクライアントを数えるが、振り返ると、それは人のためより自分のためになっていた。これからは、淡く静かに世の一隅を照らす光源になりたいとも思っている。今、歯科衛生士専門学校学生達の傍にいて、『教えるは、学ぶが半分』を実感する毎日である。

変化する産業カウンセラーの役割

㈳日本産業カウンセラー協会理事長
近藤　啓二

私は今、ある生命保険会社の産業カウンセラーをやっています。社団法人日本産業カウンセラー協会（以下協会という）での役割は、会社の産業カウンセラーの傍ら九年前から本部のマネジメントにかかわっていたのですが、今期、現職になりました。今号は、協会の理事長という立場と、現場の産業カウンセラーの立場から、企業の中で産業カウンセラーの役割が変化してきていることを申し上げたいと思います。

会社で教育部長をしていたとき、営業所長候補者を一年間訓練して所長として現地に送り出すと、一～二割の人材が期待した能力を発揮できなくなる状態を経験しました。能力もあり、経費をかけて訓練した人材がそのままリタイアを余儀なくされる状態は実にもったいない。その当時は理由が判らなかったのですが、いま思えば〝ストレス過多でうつ状態〟になっていたのです。問題を解決する方法を探っていたところ、産業カウンセラー養成講座に出会い、企業内にメンタルヘルスの仕組みを作る必要を感じて進言しましたが、なかなか理解が得られず当初は導入には至りませんでした。その後も労働安全衛生委員会などに委員参加して提案を続けたところ、経営トップを始め社内の了解が得られることとなり、子会社の社長を退任すると同時に親会社の産業カウンセラーになったのです。

■産業カウンセラーに求められる役割とは

社内にメンタルヘルスの体制を立ち上げたときから最近に至る「産業カウンセラーに求められる役割」を考えるとき、環境が大きく変化してきていることを痛感しています。

まず、第一は、面談の内容が非常に多様化してきていることです。仕事の行き詰まりや人間関係の悩み、セクハラやストーカーとの遭遇、パワハラの増加、ジェンダー問題、老親の介護やうつ・子どもの不登校や自傷行動などといった家族問題、更には自分のキャリア形成相談や転職相談など捌きれないほどの多様な問題が発生しています。多様化の背景には、若者のストレス耐性の変化や職場の仲間のサポート体制の弱体化、管理職のプレイング・マネジャー化による管理の手薄傾向、職業アイデンティティの確立の遅れなどが考えられます。産業カウンセラーは、自分で出来る範囲を認識して、相談者の問題を抱え込まずに、多方面とのネットワークを作って他と協働する対応が必須になってきています。

第二には、最近、〝出来る人〟が突然うつ病になってしまうことが多くなっています。仕事が出来る人は多くの場合、「自分はうつ病にはならない」意識が強いため、早期対応ができずに病気を悪化させてしまい、治療に時間がかかってしまうことになります。〝出来る人〟は今までやり切ってきた自信があるために過剰に仕事を引き受けてしまう傾向が強く、気力で乗り切れる間はよいのですが、限界を見落とすとバーンアウトしてしまいます。この背景には、いま多くの企業で人を増やす以上にはるかに仕事量が増えており、必然的に働き盛りの〝出来る人〟に負担がかかっていることにあると思います。企業にとっても、〝頼れる人〟の五～六カ月にわたる欠勤の穴を埋めるのに大変苦労しています。

産業カウンセラーの役割は、〝出来る人〟に、うつ病の知識を十分に持ってもらい自分の病識認知を早期に感じて対処法を相談してもらうこと、〝労働の時間軸を仕事の能率軸に変える〟、自分の「労働のリズム作り」

を考えてもらうことのための研修を強化する役割があります。加えて、管理職には、〝本人まかせ〟になりがちな〝出来る人の仕事の加重状態〟を管理することの重要性について、警報をならす役割が重要になります。

第三には、〝組織風土が金属疲労を起こしている〟と感じることが多くなっています。「うつ病は個人の問題だけではない」ということです。うつ病を発症しやすい職場は「うつ病者の連鎖的発症」から抜け出せなくなる傾向があります。組織風土は長年にわたって培ったものですからなかなか変わりません。変えるのにはかなりのエネルギーが要ります。「〝長時間労働が勤勉性の証し〟や〝付き合い残業の風土〟が残っていないか?」「意思決定の構造やリーダーシップの取り方において、人材育成の視点があるか?」「〝あればなお良い仕事〟のウェイトが高くないか?」など組織を時代の要請にあわせて変えていかなければメンタルヘルスの改善も出来ないし、有能な人材が逃げていく組織になってしまいます。産業カウンセラーは個人に関わるだけにとどまらず、組織に関わって、組織の問題について企画・立案・提言し、組織の改革を援助する役割が求められていると感じています。

■援助行動の中身を変えていく柔軟性

これらの役割を果たすためには、産業カウンセラーは相談室での個人対応だけにとどまってはいられません。

「産業カウンセラーにそこまでやってもらわなくて結構。うちにはそれぞれ対応する部署がある」と言われることもあります。役割を担っていただける方がおられるのならよいのです。勤労者が心身ともに健康で「持てる力を十分に発揮できる状態」を継続的に確保できる体制が作れるのなら、誰が役割を担うかは問題ではありません。産業カウンセラーは組織の状態に応じて援助行動の中身を変えていく柔軟性が求められます。

協会はいま一万七〇〇〇名の会員がおりますが、産業カウンセラー養成講座でカウンセリング・マインドを学ばれたことをそれぞれの立場や役割の中で活用して、多方面で活躍しておられます。これからも、企業の中でご活躍の皆様に出来るだけ多くの方に受講していただけることを願っております。

先日、遠隔地の支社の営業所長から「カウンセリングを受ける機会がなかなかないのですが、いざというときに相談できる先があるというだけで、安心感があります」というメッセージを受け取りました。全国の支社への対応は悩みの種で電話とメールでしか対応できていないのですが、「メンタルヘルスの仕組みが存在する」意味を改めて教えられました。

産業カウンセラーとして「存在する意義」と「果たすべき役割」を一層追求していく年にしたいと念じております。

【近藤　啓二】（こんどう　けいじ）
㈳日本産業カウンセラー協会の役員は、常務理事八年・理事長二年の一〇年間で一区切りとなり、その後は一会員として自己研鑽の場と協会組織発展のための活動に参画している。
企業内で立ち上げた相談活動は引き続き担当しており、勤労者個人支援とともに、社内の継続研修や衛生委員会への中核的参加、人事労務担当・産業医産業保健スタッフ等との調整・協働の役割の中で、労働環境改善活動を一層推進したいと考えている。

ダブルジョブ―二つの視点による相乗効果

株式会社日立ケーイーシステムズ　総務部部長代理・産業カウンセラー
渡邊　一正

ズボンの裾をテープで留める。ウエストバッグを腰につけ、手袋をはめる。そして自転車にまたがり、さあ出勤。川沿いのサイクリングロードを下り、駅前の駐輪場へ。涼風が顔肌をつたい耳元で奏でる。川面と草木の香り、熟年夫婦が早朝の散歩を楽しんでいる。自転車で校舎に向かう高校生とすれ違う。駅に近づくにつれて小気味よく歩いているビジネスパーソンたちが目に留まる。自然の中でそれぞれの営みがある。

■産業カウンセリングとの出会い

当社は情報制御システムおよびソフトウェアの製作・販売を主業務としている社員数五五〇名のＩＴ企業です。パソコン開発やその周辺事業に携わってきた経験、ロボット・ＦＡなどに基づく知識・技術および実務アウトソーシング力をお客様の課題解決に活かし活動してきました。

創業間もないときから私は人事労務畑を歩んできました。そして四〇代も半ば、まさしくユングの言う人生の正午、中年の惑いを経験したのです。長く暗いトンネルを抜け出そうとするときに、自分らしく持ち味を活かした仕事をしたいと強く思うようになり、自分を見つめ振り返りました。大学では心理学を専攻し人間心理に関心があったこと。人事労務・教育・総務の経験も私の特長であろうこと。そして考え及んだのが産業カウンセリングでした。

産業カウンセラーの資格を取得した後、さらに学習を進めました。すばらしい指導者の下での研鑽を続け、日本産業カウンセラー協会の各種講座のほか、放送大学大学院の臨床心理過程の講座を二年半にわたって単位を取っていきました。しかしあるとき、放送大学の学習室で妻からのメールを受け取りました。「あなたは家族の一員じゃない！」。妻は子供のこと、職場のことなどで疲れていたのです。そして、真摯に向き合い対応しました。バランスが大切だと改めて思ったものです。

ダブルジョブの始まり

精神的不調により長期にわたり休職する社員が複数現れた二〇〇三年、メンタルヘルスの対策を改めて考えたいとの社長の発言から、即座に基本となる対策案を練り出し、契約していた精神科医のお墨付きを得て社長に提案しました。管理職の部下把握強化、精神的不調者を産業医・精神科医に早期につなげるべく相談窓口を設けること、そして私自らが相談窓口を兼務することなどの承認を得て、課長職以上に周知しスタートしました。予算計上は不要でした。私が動けばよいのです。これが私のダブルジョブの始まりでした。

日を追うごとに口コミで来談する方も現れ出し、ニーズを肌で感じることができました。そしてニーズに合った、考えられる対策を身の丈に応じて逐次実施していきました。社内ウェブを活用したセルフケア、部下の精神面把握のための「管理者用チェックリスト」や不調になった部下に対する接し方の留意点の提示、リハビリ出社制度の制定、ストレスやコミュニケーションに関する研修の推進など。そして通常時、休職開始時、休職時、復職時、復職後のそれぞれの場面における、本人・家族、職場管理職、人事勤労担当者、社内産業カウンセラー、産業医・主治医のそれぞれの役割と係わりを明確にし、その時々の事務手続きを含めて管理者用マニュアルとしました。これによりメンタルヘルス対策の全体システムが確立したのです。

部長職以上の全体会議で、それまでの状況報告を行い、メンタルヘルス対策上の留意点、リスク管理としての認識、年代別の抱える内面的傾向などを説明し、職場が取れる今後の対応策をお願いしました。席上社長から「このようなメンタルヘルス対策を渡邉君により打てることは当社の強みのひとつである」と思いがけないお言葉をいただきました。これも経営幹部のご理解と、兼務で進めていることに対する総務部の皆の配慮があったからこそと思うのです。

■ダブルジョブの効用

カウンセリングでは来談者の職場におけるパフォーマンス向上に寄与することのほかに、さまざまなお話を伺う中で、職場の労務管理上の改善ニーズ、業務推進上の改善点、人事教育上の改善ニーズなどを直接肌で感じ取ることができます。これらのニーズを今度は勤労担当者として会社経営における人事労務の視点に立った改善に結びつけやすく、これがダブルジョブの強みです。

また、例えば管理職向けコンプライアンス研修では、会社組織における観点のほかに、個人における観点を付け加えることにしています。世に不正はなぜなくならないのか。問題提起の域を出ませんが、そこには「武士は食わねど高楊枝」をやせ我慢ではなく、気品と誇りを持って生きること自体に価値を見出すこと。さらに清貧を尊ぶぐらいの価値観がなければ、不正な欲望には勝てないのではないのでしょうか、と。

さらにダブルジョブの二つの領域で人的ネットワークが築かれていき、それが業務と私自身の人生にも反映され視野が広まってきました。

■カウンセリングによって見えてきたもの

カウンセリングを行う場所は主に応接室を使用していますが、そこは特別な空間です。話される内容も職場や家庭での日常会話のものと異なります。悩みを抱えて来談される方が、今この瞬間の、ありのままのご自身の状態・環境を見つめ、受け止め、受け入れる。そして欠けて充たされていないありのままの自分で良いのだと肯定することができると、次にどうしようかというのが見えてくる。これは、認められたい、人より先んじたい、権力欲、金銭欲、名誉欲などの視点と実は異なります。足るを知ること。欲から離れる生き様それ自体に価値観を持つ視点とでも言えるのでしょうか。どちらの視点が良いとか悪いとかではなく、両方の視点をもってバランスを取り、日々を過ごしていくことが重要と思えるのです。

来談者が不安や恐怖などを抑えつつ、ご自身をじっくり見つめることができるよう、カウンセラーとして付き添い援助する活動を通して、組織と個人、競争と平穏、拘泥と無為自然、動と静といった相反する二つの視点軸が見えてくるとともに、そのバランスの重要性を感じるようになりました。

＊　＊

経営活動の一環としての組織における勤労業務と、一方では一人ひとりの人生を見つめるカウンセリングのダブルジョブによって得られたこの二つの視点は、ちょうど自転車が二つの車輪の上に乗ってバランスを取りながら進み、その前後の車輪が残す軌跡は重なり合い絡み合っているように、お互いが関係し合ってその相乗効果を生むかのように思えるのです。今後もその世界がどのようにかかわり合い広がっていくのか楽しみです。

【渡邊　一正】（わたなべ　かずまさ）
人間心理に関心を持ち大学で心理学を専攻。その後ＩＴ企業で人事・教育を担当してきた。そしてカウンセリングを柱とするメンタルヘルス対策を推進して七年になろうとしている。この一年以上の間、精神的不調による新規の長期欠勤者は発生していない。五年後に迎える定年の後も、勤労者そして地域に暮らす人々に対する何らかのこころの支援を通して、先行き不透明感の強い社会で微力ながらも一隅を照らしていこうと考えている。

産業カウンセリングは紛争解決の専門技術

社団法人日本産業カウンセラー協会　ＡＤＲセンター事務局長（産業カウンセラー）
小山　一郎

昔、裁判所の調停委員をしていた頃のことです。

ある時、弟が兄を相手に申立てをした事案で、担当調停委員として滅多にない思いがけない経験をしました。

その申立ての内容とは、概ね次のようなことです。

自営業の父親の死亡後、家業と不動産（住宅）を弟が相続しました。相続したこの家には兄が住んでいましたが、家賃は未払いのままでした。弟は、家賃収入を得るために、この家を他人に賃貸することを考え、再三、兄に家の明け渡しを督促するも全く応じてもらえませんでした。そこで、弟は、裁判所に、建物明け渡し請求の調停を申し立てたのです。

本件事案は、五回の調停を経て和解成立をしたのですが、四回目の調停までは、弟の思い切った譲歩の提案にもかかわらず、兄の気持はほとんど変わらず、私は内心、和解はとても無理と考え、五回目の調停で調停を打ち切るつもりでいました。

■急転直下の和解成立

四回目の調停まで、兄は、毎回、幼少の頃からの記憶を思い出しながら、父親に対する恨み節を延々と述べるのでした。いい加減辟易するのですが、がまんがまんと自分に言い聞かせ傾聴一途で対応しました。兄の恨み節は、ひと言で言えば、父親が弟ばかりを可愛がる反面、自分を疎ましい存在として扱ってきたことへの積年の恨みでした。

五回目の調停の場でも、父親に対する恨みの気持を二時間近くにわたって述べたのです。恨み節が一区切りつき、私もいよいよ調停打ち切りの話をしなければと思ったとき、長男の口から思いがけないことばが出たのでした。〝明け渡し後の生活に不安はあるが、明け渡しに応じることにします!〟と。その後、急転直下、和解成立となったのです。

なぜ、兄は折れたのか?

「傾聴」の効果が顕著に発揮されたケースであるといえます。即ち、兄が、これまで誰にも言えず抑えてきた自分の生い立ちからの父親に対する恨み、つらみを、毎回、繰返し吐露するうちに、カタルシス効果も働き、その呪縛から解き放たれたのではないでしょうか。話しているうちに、自分の言い分のおかしさにも気づき、自分自身で適切な答(明け渡しに応じる)を見出し、適切な行動(和解)をとることが出来たのでしょう。このケースを簡略化して表せば、「紛争解決の答は当事者自身の中に在る→傾聴により本人の気づきを促す→当事者本人の自主的紛争解決能力を引き出す」といったことになるでしょう。

もし、兄の発言に対し、調停委員が反論あるいは評価めいたこと、あるいは説教めいたこと等、調停委員の価値観を強く出していたら、結果は、こうはならなかったでしょう。

以上、調停事例と若干の私見を述べてきましたが、この事例の中に、「紛争とは何ぞや?」即ち、「紛争の特質」について、重要な点が見出されます。このことについて、法政大学法科大学院教授で弁護士の中村芳彦氏は、著書『リーガル・カウンセリングの技法』の中で次のように述べておられます。「紛争の最も根底にあるコンフリクト(対立)は、心理的、情緒的な葛藤の次元である。どのような紛争でも、その渦中にある当事者は非常に強い感情的不安やストレスを感じている。一方で、被害を発生させ、あるいは自らを紛争に引き込んだ相手方への怒りや苛立ち、他方で、現状と今後の展開について見通しをもてないことによる不安、紛争当事者はそうした情緒的葛藤の中で混乱している存在である。この情緒的な次元からみれば、紛争とは、当事者が情緒的安定を取り戻し、自信を持ってその後の生活に向き合うことができるようになってはじめて、解決が達成されたことになる。」

先の調停事例は、中村氏のこの説明でよくお分かりいただけるでしょう。即ち、表面的には、〝明け渡せ！〟〝明け渡さない！〟といったどちらかと言えば法的な次元での紛争にも見えますが、その紛争の根底にあるコンフリクト（対立）は、〝長い間、父親から疎外されてきた恨みと同時に大変可愛がられてきた弟に対する反発〟といった心理的、情緒的な葛藤の次元によるものです。従って、この紛争の解決には、まず、根底にあるこうした心理的、情緒的な葛藤の緩和、解消が必要となります。そこで、調停委員が傾聴を心がけることによって、兄が胸のうちを話し、心を開いていくうちに気づきが促された結果、適切な答を見出し、和解にまでたどり着けたものと考えます。

もし、仮に、こうしたケースにおいて、傾聴による心理的、情緒的次元への手当てが十分になされないまま、法的な解決を図ったとすれば、兄はそれを受け容れないばかりか、納得さえしないでしょう。その結果、兄弟間の和解どころか、以後、兄と親類縁者との関係も悪化することは必至です。

■国も認める産業カウンセリングの新たな専門性

現在、司法制度改革の一環として、「裁判員制度」がクローズアップされていますが、これは刑事事件分野の改革です。これに対して、裁判員制度ほど注目はされていませんが、民事事件分野での改革も既に実施されているのです。それが、「ＡＤＲ」です。ＡＤＲ（Alternative Dispute Resolution）とは、裁判（訴訟）以外の紛争解決手続のことをいいます。分かりやすい表現をすれば「調停」のことです。調停といえば、裁判所の調停がほとんどといった現状の中で、これをどんどん民間調停機関に委ねていこうというのがＡＤＲ促進法の主旨でもあります。

この民間調停機関（民間ＡＤＲ）で、紛争当事者の間に入って、両者の和解の仲立ちを行うのにふさわしい人（調停人）として、法務省は、次の三つのいずれかの専門的能力を有した人を挙げています。

①法律に関する専門的能力（例えば、弁護士、司法書士）、②和解の仲介を行う紛争の分野（例えば、医療、建築等）に関する専門的能力、③紛争解決の技術（コミュニケーション、カウンセリング等の技術）に関する専門的能力。

みなさんは意外と思われるでしょうが、法務省（国）が、カウンセリングの技術を紛争解決の専門技術として評価しているのです。

今後、紛争解決分野で多くの経験、研鑽を積んだ産業カウンセラーは、紛争解決の専門家として、医療や教育等幅広い分野から、要請を受ける時代が来るものと確信します。

㈳日本産業カウンセラー協会ＡＤＲセンターは、平成二〇年九月二二日、法務大臣の「認証」（認証No.一九）を取得しました。

【小山　一郎】（こやま　いちろう）
損害保険会社を定年退職後、簡易裁判所の民事調停委員として五年間余、民事調停業務に携わった。その後、㈳日本産業カウンセラー協会ＡＤＲセンターの立ち上げ並びにＡＤＲ機関としての国の認証取得の業務を担当。現在、㈳日本産業カウンセラー協会ＡＤＲセンター事務局長として勤務している。他に、川崎市の障害者施設に関する苦情解決機関の第三者委員でもある。

大学という職場でいきるもの

和光大学　学生支援部学生支援室長
小泉　利明

桜が舞うキャンパスに新入生がやってきました。自分が学生だったときを思い出すことは大切なことだと思います。また、新たな出会いを通じて、学生も私たちも成長していける関係を構築できればいいと感じています。さて、私が所属している大学という組織は、学生、教員、職員はいうまでもありませんが、保護者（保証人）、そして地域の方々といった「ステークホルダー（利害関係者）」といわれる様々な方々と良好な関係を持つことが求められています。事務職として仕事をしていますので、産業カウンセラーとして感じていることを述べていきたいと思います。

学生が持っている不安

私が勤務している「和光大学」は「小さな実験大学」を理念とし、昭和四一年に開学された大学です。小田急線の鶴川駅から徒歩一五分程度のところにあり、現代人間関係学部、表現学部、経済経営学部の三学部で構成されています。学生数は約三三〇〇人あまりで個性的で自由な大学といわれており、教職員と学生との距離が近いことが特徴です。私は二〇〇三年度に中途採用で入職しましたが、最初に配属された部署は進路指導課で「キャリアセンター」といわれる部署でした。私が伺っている話では、本学では就職課ではなく開学当初から「進路指導課」という名称で、卒業後の進路には就職以外の進路もあるという考え方があったからだそうです。

この部署での仕事で感じたことは、学生が持っている根拠のない自信と不安でした。人のこころが成長していく過程で達成しなくてはならない課題を「発達課題」といいます。青年期の発達課題は「自我同一性」です。自己概念を形成しながら、修正していく作業だといえます。その面でいえば、学生たちは、毎日、大きく揺れ動いていますし、就職活動で何社も選考試験に落ちることで、自分を否定された気持ちになり、「自己肯定感」を失っていきます。

自分に対する不安を抱えている学生の気持ちを「受け止める」ため、まず、産業カウンセラーとして「傾聴」していくことで、学生自身が受け入れられたという「気持ち」と自分も出来るという「自己肯定感」を取り戻せるように関わることを心がけて、出来ているところを認めるようにしています。

■認められることが自信に

学生たちは、就職活動において多くの経験をしていきます。キャリア開発の観点でいえば、社会的学習論にあたるのでしょう。経験を通じ自分の応用力を増やすことで、学生たちに自信が出てきます。その最高の瞬間が内定を得たときだと私は感じています。学生の顔つきが変わってくるのです。一方で、学生たちの中でこの会社でいいのだろうかという不安が出てきます。これが「内定ブルー」です。学生が内定を辞退する理由というのは本当に些細（学生たちにとって、とても大事なものですが）なことなのです。友達が内定を取った会社では、内定者の懇親会が開催されるが（やってもらえる、してくれるという感覚）、自分が内定をとった会社では、内定式はあると聞いているが、会社から全く連絡もない、だから自分は大切にしてもらっていない、自分は入社しても大切に扱ってもらえないのではないかという不安や不満につながっていきます。

社会に出ている私たちであれば、自分から動く、自分からつながるということができますが、待っているだけで、(他人と)つながろうとする力が弱い学生たちは、相手に(企業に)それを求めようとするのです。財団法人日本生産性本部で毎年出される新入社員のタイプをみて、昔の自分はどうだったのかと振り返ると…苦笑いが出ます。

■安心できることが定着に

また、学生にとって保護者との関係はとても重要なものです。就職先を親に相談すると反対されたというケースがあり、内定を出した学生の保護者に企業訪問して実際に見てもらい、納得してもらっているといった取組みをしている企業もありました。今や本人だけでなく親にも入社という安心感(満足感)を与えなければ入社してもらえないような時代になっている状況を、読者のみなさまはどのように受け止めるのでしょうか。

私は、新入社員の定着には「モデル」がいるかどうかが関係すると考えています。人間は成長できる力を有していますが、目標がなければ、そのモチベーションも下がっていくと思います。企業が新入社員に主体的にキャリア開発をしようとするならば、各企業も新入社員の「モデル」となる「人材」を学生や新入社員に理解できるよう上手に見せることを考えていく必要があるのではないかと感じていますがいかがでしょうか。

■知識・経験がいきる

私は人事異動により昨年の四月から学生生活課(現在は学生支援室)の管理監督者になっていますので、産業カウンセラー養成講座やその後の学びがとても役に立っています。私の部署は、正課活動である授業を除く学生生活に関することや学生の健康管理、学生相談まで所管しています。そのため、学生の事件や事故のトラブル、学外からの苦情などあらゆるものが、まず持ち込まれてきます。学生がトラブルを引き起こしたときには、学生の個性や感情を確認しながら叱るようにしています。本学の学生相談室では臨床心理士の先生方を委嘱していますので、学生に対して直接カウンセリングを行うことはありませんが、危機介入や教職員へのコンサルテーションなど、産業カウンセラーとして学ぶ事例があります。さらに管理監督者として学内で必要な連携を取るときの判断や臨床心理士との間でコミュニケーションを取りやすいのは、産業カウンセラーであることも要因ではないかとも思っています。

私自身の「ダブルジョブ」でいえば、学外で各種研修講師、産業カウンセラー養成講座の実技指導などをしています。人事ではありませんし、構造的なこともあるため、学内では活動の場はありません。けれども、産業カウンセラーとして、職場に働きかけていくことで「トリプルジョブ」を目指したいと思います。それは、教育現場でも「心の病」が増加しているからです。私の職場でも例外ではありません。職場の環境調整が必要となっている状況の中で、産業カウンセラーの資格を持つ管理監督者の一人として、お互いを大切にできるように、職場で成すべきことをしたい気持ちです。

【小泉　利明】（こいずみ　としあき）
転職し、現在、帝京科学大学就職事務室長。山梨英和大学非常勤講師、山梨県若者サポステの出張相談、㈳日本産業カウンセラー協会東京支部山梨事務所長、産業カウンセラーやCC養成講座の実技指導者、各種研修講師として活動中。産業カウンセラーとして、働く人、学生（若者）が「キャリア・アンカー」を探すための「サポーター」としてだけでなく、組織に「働きかけ」ができるようになりたい。

母子家庭就労支援　産業界との橋渡し

港区役所　ひとり親家庭就労支援員
吉澤　ゆかり

港区のひとり親家庭就労支援事業に就労支援員として関わり、今年で四年目を迎えました。

これは、「福祉から自立へ」を掲げる国の施策の一つとして、児童扶養手当を受給している母子家庭に対し、自治体が実施する事業です。港区では、他の自治体に先駆けて一八年度から開始しました。当初は、モデルとなる支援機関やノウハウなどもなく、ほとんど手探り状態の作業となりました。

支援員の選定は、港区内に本部がある日本産業カウンセラー協会に対し、キャリアコンサルタントの資格を持つカウンセラー派遣の要請があったと聞いています。

内容としては、委託業務という形をとり、相談はもちろんのこと、事業の告知から勧誘、仕事とのマッチング及び事務作業、資格取得情報や応募書類の書き方などの技術指導、職場定着フォローまで、文字通り「仕事に関する入口から出口まで」を担当するものでした。白羽の矢が立った私としては、港区内約一〇〇〇件のひとり親（当初は母子）に対する就労支援にどこから手をつけていいのか、まさに頭の中が真っ白になる思いがしました。

ひとり親家庭の現状

最近の離婚率の上昇傾向に伴い、ひとり親家庭も増加しています。その多くは母子家庭で、約八割の方が働いていらっしゃいますが、雇用形態は非正規社員やパートなどの割合が多く、収入も平均年収で二〇〇万円と少しという低収入が実状です。日本の一世帯平均年収が約六〇〇万円であるという現状からは、大きな隔たりを感じます。

国の支援策はこれまでの手当等の給付から、自立支援へと移行しつつあり、母子家庭においても母子自立支援プログラムに基づき、自治体にも就労支援に力を注ぐよう推奨しています。

しかし、実際には手当（児童扶養手当、児童育成手当、児童手当）他、母子家庭への優遇措置などなくしては生活が成り立たない家庭も多く、フルタイムの仕事に就くことや、収入アップのためのスキル取得に腰の重い方もいらっしゃるのが現実です。

また、忘れてならないのは、父子家庭の存在です。港区では、昨年から父子家庭にも母子家庭とほぼ同等の支援策を講じました。これまでは支給されなかった児童扶養手当の支給やホームヘルプサービスの利用など、子供を養育しながら働くお父さん方の雇用を守る意味でも、重要な支援であると感じています。

いま、ここでの支援

さて、常日頃「器用貧乏」を自負する産業カウンセラーの私としては、初めての役所勤め？に戸惑いながらも、チラシ作りからポスター作り、対象となる各家庭への就労支援事業とその内容の宣伝などを手始めに、ハローワークやマザーズ（現マザーズ＆レディス）ハローワーク、東京都母子寡婦協議会などとの連携を図りつつ、相談業務に当たっていました。お問い合わせで多かったのは「母子採用の特別な求人があるのですか？」

「働けば優遇される条件があるのですか?」でした。これらに対応している中で私が感じたことは、ご相談者自身が、「働く」という、意識のハードルを越える必要性があるということでした。

また、ほとんどと言っていいほど、ひとり親になるまでのご苦労や、子供との関わり方の問題、負債やDV、現在も続く精神的ダメージや体調不良などなど…。実に沢山の生活相談があるということです。

これらに対し、保育園の空き状況や、都営や区営住宅の申し込み、各施設や相談機関、医療機関も含めて情報提供できる、役所内のネットワークづくりも重要な仕事の一つになりました。幸いに母子相談員の方や私の直属の上司がその方面の専門家でしたので、その場で何らかの具体的な支援ができるという体制が作れました。少しでも希望を持ってお帰りいただきたいという願いが、徐々にですが形になってきたような気がしています。

こうして、生活面や仕事、精神面などにわたって、支援を受けられるという「ワンストップサービス」が、結果として定着しました。

今年度からこのサービスが「家庭相談センター」として名前を変え、人員を増やし、センター機能を持つ組織へと変わりました。

さらに、月一度のケース会議に同席していただくよう、臨床心理士を推薦させていただき了解も取り付けることができました。

私も、就労支援だけにとどまらず、積極的に生活相談も受けられる体制になりました。半面、相談者にとって何が一番良い支援になるのか、今一度出来ることと出来ないことの確認も必要だと感じています。

■なぜ、産業カウンセラーなのか

「母子家庭の母親は、メンタル面に様々な問題を抱えた人が多いので、カウンセラー資格を持つ人を」というのが要請理由でした。

確かに、整理できない事柄や、出口の見えない思いにとらわれている相談者との出会いも多く、うなずけるところです。中にはそれとなくですが、専門医の受診を薦めた方も何人かいらっしゃいます。

他の自治体における支援者は、職員さん（婦人相談員）が兼務されたり、非常勤としてハローワークのＯＢが従事されています。産業カウンセラーをその任に就けているのは港区だけと聞いています。予算的な制約もあることでしょうが、なぜ？というお問い合わせも初期のころはよくいただいたようです。

私なりに考えてみますと、「産業カウンセラー」の「産業」が意味するところにその答えがあるように思います。私としては、健康で積極的な社会との関わりを持てるように支援していく、という使命を常にこの「産業」の二文字に感じています。

相談者を尊重し、聴かせていただく姿勢や、決められるのはご相談者側にあることなどはもちろんですが、仕事や社会への適応が難しい方や、それ以前の問題で苦しんでいらっしゃる方を、いかに産業界につなげていくのか、まさに橋渡しとしての役割を日々強く感じている次第です。

近来にない不況の時代を生きるために、私たち産業カウンセラーの活動領域は、まだまだ広がる可能性があると考えています。

【吉澤　ゆかり】（よしざわ　ゆかり）
二〇年間の民間企業勤務を経て、産業カウンセラー、キャリア・コンサルタントの資格を取得。女性を対象にした就労相談や精神障害者の自立相談、地方大学のキャリアカウンセラー、ハローワークにおける就活セミナー講師、心理相談など多岐に渡り活動。現在は、企業内のカウンセラーと港区役所家庭相談センターで相談業務にあたっている。カウンセリングをライフワークと考えている。

知らない　できない　メンタル対策

本山社会保険労務士事務所　特定社会保険労務士
本山　恭子

悩ましい不調問題

現在私は社会保険労務士及び産業カウンセラーとして仕事をしています。最近は社会保険労務士資格を持ち、さらに産業カウンセラーの勉強をされる方が増えています。それは昨今の職場におけるメンタルヘルス問題があり、必要性を多くの方が感じているからだと思います。私が産業カウンセラーの資格を取得しようと思ったのも、以前勤めていた会社の従業員の中にメンタルヘルス不調によって欠勤が続き退職した方や、病院に通いながら何とか会社に来続けている方がいて、人事担当として何かできないかと考えたからでした。

規模としてはあまり大きくはないのですが、違う業種にまたがるグループ企業でしたので、業種によって問題となることや、働く人のタイプも違ったりと気を遣うところもありました。私の立場は、メンタルヘルスの問題に限らず社員の話を聴き、必要に応じて経営層の判断を仰ぎ、対策を考えるというものでしたので、社員と経営者層が考えていることの両方に接することになり、思うところの違いの大きさを目の当たりにし、どうしようかと考えてしまうこともありました。

経営層の方は、例えば体調が良くなく仕事の効率も上がらない社員であれば、できれば退職して欲しいという思いがどうしてもあり、社員の方はどうにかして働き続けていきたいと考える人が大半でしたが、体調が良くならず退職に至る人もいました。小さい規模の会社では一人抜けたその穴は思いのほか大きく、補充なしでは回らないギリギリの人員で行っていることが多いのではないでしょうか。まさにそのような体制の会社でしたので、たとえ長い期間ではない休職であっても他の社員にも影響が大きいため、会社としてはなかなか難しい判断を迫られる問題でした。

よく分からないから逃げ腰になる

現在の私は外から企業を支援する立場に変わっていますが、メンタルヘルス問題が取り上げられるようになって何年も経った現在でさえ、大企業のほか、一部の実際に対応を行い経験した企業以外、四、五年前の当時の状態とあまり変わっていないのではと感じることがあります。そこには、「どうしたらいいのか分からない」という気持ちがあり、「労働者個人の問題であって会社の問題ではない」「そのような人に関わっている時間はない」「退職してもらえ」と逃げ腰的な対応になってしまっているメンタルヘルス問題特有のものがあるのではないかと私は感じています。

最近遅刻やちょっとした仕事のミスが増えている顔色が良くない従業員がいるのだけれど、何と言えばいいのか分からないというご相談を受けたことがあります。みなさんでしたらどのように声をかけますか？　これが、例えば咳をし顔色も良くないボーっとしている従業員がいた場合ではどうでしょうか。後者の例では、「なんだかボーっとして体調良くなさそうだから、帰りに医者に行って診てもらったらどうだ？」と声をかけるのではないでしょうか。しかし、前者だと「なんて言ったらいいのか分からない」となるのではないでしょうか。

会社ができること・できないこと

その違いは何なのでしょうか。私は「自分が体験していないものでありよく分からない」「メンタルヘルスに関する問題は繊細なものだから変なことは言えない」というような、知らないことに対する恐れのような、触ってはいけない問題のような気がしているということがあるのではないかと感じています。

もちろん、皆さん経験しましょう！なんてことはいいません。もし知らないからという理由なのであれば、メンタルヘルス不調は誰でもなり得るものなのですから、例えば少しずつでも知識を社員全員が持つようにしていくのはどうでしょうか？　中小企業であれば大それた仕組みや制度を作る必要はないと思います。メンタルヘルス不調はどんなことから起こるのか、自分で防ぐことはできるのか、どのような治療等が必要なのかといったことを知るだけでも、誰かが不調になったとき、逃げることなく対応できるのではないかと思うのです。

そうすることで、何か変だと感じた時に、心配しているその思いを当人に伝えていくこともできるようになっていくのではないでしょうか。また、個々人についても、ストレスを感じた時どんな反応が出てくるのかに気付くようになったり、対処法を持てるようになるかもしれません。

実務としては就業規則に則り、会社のできることとできないことをはっきりさせて、誠意をもって真摯に対応していくことが大切なのだと思います。経営層の想いではなく、就業規則に則って公正な形での対応が重要となりますので、就業規則がどうなっているのか今一度確認していただきたいと思います。

いきいき職場づくりのお手伝い

現在私は東京産業保健推進センターの中にある、メンタルヘルス対策支援センターの促進員としても活動しています。昨年八月からメンバーに加わりましたので、まだ数か月といったところですが、企業のご担当の方々へ支援センターが行っている事業を知って頂くため飛び込み訪問をしたり、いただいたメールや電話でのご相談に対し、会社にお伺いして話をお聞きし、社内での対策等の相談に乗ったりといったことを行っています。

その中で、ある程度の規模の企業からは、企業側で必要性を認識し、支援センターに連絡をくださることが多いのですが、小規模のところでは、総務や人事の一担当者が、上司等の理解がなくどうしたらいいか、自分で何ができるかと、必要性を感じながらもどうしたらいいか迷っている姿があります。

小規模会社の経営者ともなると、自分で会社を立ち上げ、ここまでにしてきたという自負のあるバイタリティ溢れる方が多いだけに、なかなかメンタルヘルス不調を訴える方の理解が薄いという現実もあるようです。しかし一人に休まれても困る現実がある。だからこそ何らかの対応が必要だと思うのです。会社の立ち上げのころから頑張ってきてくれた社員が不調を訴えるかもしれません。困る可能性があるのであれば、労働者自身のためはもちろん、会社にとっても尚更不調にならないための知識と対策が必要なのではないでしょうか。先にも述べましたが、すべての企業が同じような対策、仕組みが必要なのではありません。自分のところに合ったできるものでいいのです。

私は一歩でも半歩でも各企業の対策が前進するよう促進員として、社労士として、産業カウンセラーの視点を生かし、いきいきと働ける環境づくりのお手伝いを通して企業を応援していきたいと思っています。

（東京産業保険推進センター内　メンタルヘルス対策支援センター　促進員）

【本山　恭子】（もとやま　きょうこ）
一般企業での約九年間の人事・総務経験を活かし、平成一九年一月に特定社会保険労務士として独立・開業。企業の労務管理の相談・助言、就業規則の作成・変更業務を中心に、産業カウンセラーとしての知識も活用し、職場のメンタルヘルス対策の相談にも対応している。働きやすい職場環境づくりのお手伝いを通じて、働く社員及び企業の発展に貢献したいと願い、活動している。

第二部

風通しの良い職場作りなど

風通しの良い職場づくり

㈳日本産業カウンセラー協会　常務理事
古山　善一

有休がない？

外食産業のアルバイト従業員が、年次有給休暇の取得を申し出たところ、店長から「制度がない」と断られました。そこで、従業員は自分で社内制度を調べた上で、就業規則に基づいて請求をしました。ところが、店長は聞く耳を持たず「それは建前だから」と一蹴してしまったのです。その従業員が労働基準監督署に駆け込んだことはいうまでもありません。笑い話のような事実なのです。

サービス残業のほうは改善されつつありますが、同じようなことが見られます。「時間外労働は〇〇時間を超えないように」という社内通達を根拠に、ライン管理者の段階でそれを超える労働時間をなかったことにして辻褄を合わせる事例があとを絶たず、心ある人事労務担当者を慌てさせています。

会社が労働基準法等に違反しているのではないかとの相談に対応することは、労働基準監督署の重要な仕事のひとつです。相談者が在職中の場合、多くは匿名の抽象的な訴えですが、最近ではその数が激増するとともに、内容も事実を特定した具体的な相談や、氏名を明らかにした投書が目立つようになってきました。なかには、「自分は企業の総務課長であるが、会社が、労働基準法を無視した、でたらめな労務管理を続けていることに危機感を抱いている。自分の立場でいろいろ努力したが、社長は納得しない。ぜひ立ち入り調査をお願いしたい」というものまであり驚きます。

会社が自分の話を全く聞いてくれず、人格をないがしろにされた、公正に扱ってくれなかったと感じている人からの訴えは、問題が感情のこじれに発展してしまっているため、解決が大変困難なものとなるケースが多く見られます。

■ルールは建前ではない

最近、社会的責任や法令順守を真剣に取り組む企業が増えてきたことは、人間を尊重する姿勢の表れであり、大変喜ばしいことだと思います。しかし一方で「仕事の成果を上げろ」「ルールを守れ」と指示を受ける管理者は、問題解決の権限や方策を与えられているのだろうかと気になります。もし否であれば、その二つの指示を矛盾した二重拘束メッセージと受け止めざるを得ず、混乱してしまうのではないでしょうか。

冒頭の店長は、日々の仕事で成果を挙げることと、年次有給休暇を与えなければならないこととの間で悩んだ末に「こちらは建前だ」という結論に達したのかも知れません。だとすれば、同情を禁じえませんが、ルールを守ることは、あったことをなかったことにしてしまうことではありません。

トップダウンで組織風土改革をいかに強調しても、ラインのどこかでそれが建前であると認識されていては、実効はおぼつきません。

今年は公益通報者保護法が施行されますが、経営者は組織内部の問題をより一層適確に把握し、対処しなければなりません。組織内部の通報体制を整備することとともに、建前と本音の乖離のない職場、おかしいことをおかしいと言える、風通しの良い職場づくりがその前提として必要になると思います。

職場での本音の議論を促進するうえでは、部下の話をしっかり受け止める上司の姿勢が大切です。部下の人格や価値観を認めるとともに、部下に関心を寄せ、育てるといった、人間関係能力を高めていく必要があります。上司が自分の価値観とは異なる部下の意見や、批判的見解を頭ごなしに否定してしまうと、職場の問題点が把握できにくくなるばかりでなく、仕事に役立つアイデアも出てこなくなってしまう可能性があります。

■管理者は傾聴能力を磨く

そのほか、メンタルヘルス対策で、「心の健康づくり指針」はライン管理者の話を聴く能力を重視しています。長時間労働等により過労状態にある者、強度の心理的負荷を伴う出来事を体験した者ばかりでなく、日常的に自主的な相談を受けることは、悩みをかかえる者の初期の問題解決につながります。また、仕事上の不安や悩みを上司が聞くことによって理解し、適切にサポートすることがメンタルヘルスに良い影響を与えることも知られています。

職業能力開発の面では、労働者の主体的なキャリア形成を推進していくため、専門家であるキャリア・コンサルタントによる支援に加えて、業務遂行等の日常的な場面における支援も必要であることが指摘されています。ライン管理者や職業能力開発推進者等が導入レベルのキャリア・コンサルティングを担う人材として、話を聴く能力を身に付け、部下のキャリア形成にかかる支援をすることが期待されています。

また、人事ヒヤリングや目標面接を効果的に行い、多様化する人材を適切に援助するためにも、ライン管理者自身が対人関係支援の基本である「傾聴能力」に磨きをかけることが不可欠です。

■ライン管理者への提案

(1) 行動の背景や日常会話を重視して、部下の感情をくみ取る。

部下把握、部下理解の方法ですが、「分かってもらえた」という感情をベースにして良好なコミュニケーションが成立します。

(2) 部下の人格や価値観を認める。

人間の数だけ真実があるといわれていますが、一人ひとりを尊重することです。「認められる」ことで居心地が良くなり、職場に対する求心力が高まるところから、仕事もスムーズに進みます。

(3) 部下の不満や要望には迅速に対応する姿勢を重視する。

たとえ実現できなくても、信頼関係が高まることで不満感を解消し、自発性や創造性を発揮させる援助となります。

これが、私の考える、管理者のカウンセリングマインドです。

気持ち良く働けて、いい仕事ができる、風通しの良い職場は、労使双方にとって望ましい職場です。それは、個が尊重され、本音で語り合えることを通じて実現されるのだと考えています。

古山　善一【ふるやま　よしかず】
三六年間東京を中心に労働基準監督官として勤務し、職場生活で大切なことは「気持ちよく働いて、良い仕事をする」ことであると気づいた。二期四年間、㈳日本産業カウンセラー協会常務理事を経験し、現在は東京産業保健推進センター相談員、全国労働基準関係団体連合会などで非常勤職員として勤務している。これからも産業カウンセラー・産業カウンセリングの応援団でありたいと願っている。

職場におけるセクシュアルハラスメントの防止に向けて

日本産業カウンセラー協会九州支部鹿児島地域責任者　産業カウンセラー（元長崎労働局雇用均等室長）

林　ユリ子

■問われる防止対策と危機管理

㈳日本産業カウンセラー協会の『産業カウンセリング第三六回全国研究大会』が平成一八年五月二七日～二八日に福岡市で開催されました。

「男女共同参画社会と産業カウンセラーの役割」というテーマでシンポジウムも行われ、セクシュアルハラスメント（以下場合によって、セクハラと記す）についても、シンポジストの発表や意見交換がなされました。この時、印象に残ったことは、「セクハラに関する相談も結構多いこと。被害者は非正規雇用のパートタイマーや派遣社員など、また母子家庭の働く母親など弱い立場の女性が多い」、「企業に相談窓口はあっても、機能していないケースも多い」、「セクハラと声に出す女性を、腫れ物みたいに、周囲が見ている」など、多くの意見が出されました。

また、セクハラの裁判例や事件も、二〇〇六年だけみても企業・国や自治体の官公署・教育関係を問わず数多く起こっているのを見ると、セクシュアルハラスメントに対する防止対策や危機管理意識が問われているような気がします。

職場でのセクハラの現状

職場におけるセクシュアルハラスメントの相談件数

厚生労働省雇用均等・児童家庭局の資料によると、女性労働者から、都道府県労働局雇用均等室に寄せられた、「職場におけるセクシュアルハラスメントの相談件数」は、平成一四年度が五、九二四件、平成一五年度が同じく五、九二四件、平成一六年度が六、二九一件となっています。

平成一八年通常国会の男女雇用機会均等法改正で、職場におけるセクシュアルハラスメントに関する規定も整備され、平成一九年四月一日から施行されます。

職場でのセクハラ対策については、これまでも配慮が求められてきたところですが、男性に対するものも含めた対策を講じることが事業主の義務となります。また、対策が講じられず是正指導にも応じない場合は企業名公表の対象となるとともに、紛争が生じた場合、男女とも調停などの個別紛争解決援助の申し出をすることができるようになります。

セクハラとメンタルヘルス

セクハラを受けた被害者の心理として、精神的に不安定な状態になり、「怒り」「悲しみ」「屈辱感」「悔しさ」「自責の念」「無力感」「不安」などがあるといわれます。「PTSD」(心的外傷後ストレス障害)の症状が出たりします。

ストレスの要因としても大きなものがあり、メンタルヘルスの面からも重要な問題です。

セクハラを受けた被害者が人権を無視されるだけでなく、仕事の能率が落ちる、場合によっては、退職せざるを得ないなど、働く上での不利益を被ったり、職場環境が害され、働く上で大きな支障となっています。

平成一七年にセクハラによる精神障害等の労災認定の取り扱い通達が出され、出来事自体の評価とともに、その企業としての対応方針、周知・啓発、相談苦情への対応、事後に対処・配慮した具体的内容、実施時期、職場の人的環境の変化等について心理的負荷の強度を評価するとされました。

共同通信によると、この通達の後、北海道の函館労働基準監督署が職場のセクハラで精神疾患になった女性について、不認定決定を取り消し、改めて労災として認定していました。同労基署などによると、女性は二年間にわたり上司から言葉などによるセクハラを受け、不眠や食欲不振となり退職し、PTSDと診断されたということです。

■産業カウンセラーの立場として

㈳日本産業カウンセラー協会の鹿児島事務所に、A企業の支店長、総務部長及び工場長が来所、相談がありました。パートタイマーの女性からセクハラの訴えがあり、社としてどのように対応したらよいかという相談でした。

相談の中で、事業場として防止対策をつくり、相談者には誠実に迅速に対応される必要があることを伝えました。

一方、セクハラ被害者の相談やカウンセリングをしていく中で感じることは、職場の中で、日頃、上司として、あるいは、同僚として机を並べて、信頼している人からのセクハラ行為だけに、「自分を一人の人間（職業人）として認めてもらえなかった」、「セクハラをしてもいいように軽くみられた、悔しさ」などを話されると、相談者の気持ちに向き合うことがつらくなることもあります。PTSDでフラッシュバックがおこり、「男性が怖い」「結婚したくない」という人もいます。

また、セクハラ行為をした相手は会社で働いているのに、なぜ、自分が退職しなくてはいけないのか、という腹立たしさを訴える人もおり、一方、自分が相談したことで周りに迷惑をかけたのではと、自責の念にかられている人もいます。

まずは、セクハラの被害を受けた人の気持ち・思いを受け止めるとともに、訴えた人をトラブルメーカーとして見ないことが大切です。

企業の取り組み・課題

職場でのセクシュアルハラスメントは、被害者に対する影響ばかりでなく、事業場に対しての影響も大です（職場の人間関係の悪化、モラールの低下、企業のイメージダウン、賠償金の支払い等）。

そこで、セクハラを起こさないという全社的取り組みが未然防止にもつながります。セクシュアルハラスメントは、雇用管理の問題であり、危機管理・メンタルヘルス対策としての認識が求められます。

男性・女性、上司・部下のコミュニケーションを図り、風通しのよい職場環境のもとで、生産性も高まっていくのではと考えます。

【林　ユリ子】（はやし　ゆりこ）
雇用均等行政に長年勤務してきた。現在はメンタルヘルス対策支援センター（鹿児島産業保健推進センター）の相談員として非常勤で勤務している。
働く人の不安や悩みの中で最も多いのは、「職場の中の人間関係」とデーターにも出ている。男女共に、セクハラやパワハラを受けることなく安心して働き、能力や個性を発揮できる職場環境づくりの重要性を改めて感じている。産業カウンセラーの活動分野の広がりを期待したい。

労働組合と産業カウンセラー

沖電気工業株式会社人材支援部キャリアサポートチーム、産業カウンセラー、元沖電気工業労働組合生産サービス支部執行委員長

大小原　利信

■労働組合の役割とは

私は沖電気工業㈱（以下〝ＯＫＩ〟）労働組合の役員を二四年間（専従役員生活一六年間）経験する中で、一人ひとりの社員（組合員）支援のために産業界におけるカウンセリングの必要性を痛感していました。たまたま高崎工場で実施されていた「産業カウンセラー養成講座」を知り、当時同工場の健康推進室で保健師として働いていた沼澤文子さん（現日本産業カウンセラー協会上信越支部長）にお願いして、受講することができました。

ちなみにＯＫＩの労働組合は企業組合で、賃金や労働条件などは上部団体の指導（ハドメ）は受けますが、基本的には会社と組合が自主的に十分に議論して労働条件などを決めていくというシステムが定着しています。労働組合として「公正・公平」な立場で組合員を代表して会社に主張することは、企業経営をコンプライアンスに則したものとしていく面からも大切な取り組みとなっています。労働組合役員になることは会社の敵になることと思われる方がおられるかもしれませんが、ＯＫＩではそういったことではありません。むしろ、会社に対して建設的な意見を述べることや、労働組合役員経験を積んで社員（組合員）の顔を知り、ネットワ

ーク作りができるので、前向きに捉えられています。

労働組合の活動は時代とともに変化していて、高度成長下では「賃金アップ」を、オイルショック以降は「休日増」などを、労働組合側の団結や世界各国からの圧力などを背景にして要求してきました。これにより、賃金の引き上げや週休二日制、週四〇時間制などを実現することができました。このように労働組合の活動は「会社に要求して実現する」活動が主体で盛り上がっていた時期がありました。しかし、私が専従役員になった一九九〇年頃は円高ショックやその後のバブル崩壊などの影響を受け、企業の存続そのものが危ぶまれる中での労働組合運動となりました。民間企業では事業構造改革（その後はリストラと呼ばれましたが…）が行われ、そうした変化に対応して、賃金制度も「働き甲斐・やりがいのある賃金に」ということで成果主義制度が導入されてきました。

■労働組合が相談窓口に

労働組合が成果主義を唱えるとなると、従来の年齢や経験年数を優先した賃金から、賃金格差を認めた制度になることを意味しています。その時に労働組合は「適正な処遇や社員の納得性を高める必要がある」と強く主張しました。これを受けて、会社の管理職研修が強化されてきました。しかし、組合員一人ひとりの気持ちを考えると「自分の処遇に関して不満があっても、自分に自信がないと主張しづらいので我慢していくしかない。処遇を上げるためには自分のキャリアは自分自身で考えて開発していく」というような一人ひとりの意識改革が必要になりました。もちろん、このような方向に踏み出した以上、メンタルヘルスや過重労働対策には、一層力を入れて取り組まなければならないと考えています。

最近では企業をターゲットにした暴露本や、成果主義賃金の誤りを指摘する本が花盛りとなっていますが、成果主義賃金で良かったこともあったと認識する必要があります。それは「男女間や学歴間の賃金格差がなくなった」という素晴らしい効果です。成果主義賃金となったときに、高卒の技術者から「これでやる気が出ました」との言葉をたくさん頂きましたし、会社として女性の活用に道筋をつけたといえます。問題は、この成果主義賃金制度における評価や納得性を高める努力が不足していることや、一人ひとりの社員の意識の変化が十分に出来ていないこと（変化の途上）にあると思います。

このような変化の中で努力している社員（組合員）の支援に何が必要か？また、一人ひとりをいかにして支援していくか？を考えたとき、労働組合が「ワンストップで各種相談窓口になる」ということが、今最も必要なのではないかと思い至りました。そのためには役員がカウンセリングの技術を身につけて、一人ひとりを確実に支援していくことが求められます。企業に向かって「団結がんばろう!!」と叫んでみても虚しさだけが残ってしまいます。労働組合が本来の公正・公平な立場で社員（組合員）の相談を受け、少しでも元気を出して仕事に集中できる環境を作ることの方が、組合員へのサービスとなると思います。

ＯＫＩの労働組合にはこのような考え方が受け継がれ、後輩の労働組合役員が産業カウンセラー資格取得や養成講座に参加しています。加えて、上部団体である電機連合で行っている電機産業職業アカデミー構想の取り組みも、これを後押ししてくれて、組合内にキャリア開発推進者も生まれてきています。ＯＫＩ以外のいくつかの労働組合役員も産業カウンセラーの資格を取得したり、さらに学習を重ねてキャリアコンサルタントの資格を取る人も出てきました。

私としては大変うれしいことです。

〝我と汝〟の関係を蘇生

私自身は昨年八月で労働組合役員を退任し、現在は会社の業務として本社に〝キャリアサポートチーム〟を立ち上げ、社員のカウンセリングを専門的に行っています。キャリアだけでなくメンタルヘルスなどの問題も含めて、産業医や健康推進室とも連携し、相談に対応しています。同時に、今年からは一〇〇名ほどの職場を対象に職場全員と面接して、一人ひとりを支援し活性化を図るための、モデル職場づくりのカウンセリングも始めています。相談者の中には「会社で自分の気持ちを素直に話せたことは初めてです」「仕事の進め方に関して上司に不満がありますが、自分の置かれた環境の中で、今後は〇〇をテーマにしてもう少し努力します」などの発言をしてくれる方がおられて、その方の主体的な行動を引き出せることがあり、日々、カウンセリングの醍醐味を味わっています。

マルティン・ブーバーは「カウンセリングとは〝我と汝〟の関係を蘇生させる挑戦の場である」と言っています。彼の言う〝我と汝〟とは、真の人間関係（信頼ある関係）のことです。その一方で、「我とそれ」という言葉があります。これは役職・立場や利害関係などの関係をいい、現実社会の中ではこの関係が大半となっています。多くの方々の「我とそれ」の関係を「我と汝」の関係に作り変えられるように、支援していくことが産業カウンセラーの役割だと思います。

世の中の企業や組織の中で、働く一人ひとりを支援する人々が増えていくことが望まれます。「気持ちよく働いて、いい仕事をする」、これは、労働組合そのものの目的でもあると思います。

【大小原　利信】（だいこはら　としのぶ）
約二四年間ＯＫＩに勤務し、主に労働組合役員として事業構造改革に取り組み、組合員との面接を行う中でカウンセリングの必要性を感じ、産業カウンセラーを取得しました。〇九年二月に自ら早期退職し【社会起業家】として㈱ラポール企画を設立し、企業や学校などへの研修に加えカウンセリングを業として行っています。㈳日本産業カウンセラー協会上信越支部長を拝命し、〝カウンセリングの敷居を取り除く〟事に取り組んでいます。

社会保険労務士と産業カウンセラー

根岸人事労務事務所
根岸　純子

人生を変えるほどの出会い

私がはじめて産業カウンセリングを知ったのは、平成一二年の二月頃、社会保険労務士として開業して三カ月目くらいのときでした。ある会社が労働者派遣事業と有料職業紹介事業を始めることになり、その担当者向けのカウンセリング研修に参加させていただいたことがきっかけでした。

正直、最初はカウンセリングというものにネガティブな印象を持っていたため、そんなに乗り気ではなく、しかも、ロールプレイングなどはわざとらしくて好きではありませんでした。しかし、その研修は私にとってその後の人生を変えるほどの出会いとなりました。

その研修には産業カウンセラーの方二人が講師をされており、私はそこで「傾聴」という言葉を初めて聞きました。人の話を聴くというのは当たり前のことなのですが、それをワークショップを通じて体験していくうちに本当に話を聴くことの難しさを実感しました。それと同時に話を聴いてもらったときの安心感も感じました。何か人に話をした際、相手から決めつけられて何かを言われてしまうと、とても悲しい思いをしていましたが、話をして自分の思いを相手がわかってくれたときにはすごく安心した気持ちになると思いました。

その他にも研修ではアサーションやIメッセージなど初めて聞くことばかり学び、またワークショップを通じてたくさんのことを体験し、カウンセリングの力に感動しました。そして、これからの企業にはさまざまな場面でカウンセリングが必要なのではないか、また、人間関係、コミュニケーション、メンタルヘルス、キャリア形成など企業にカウンセリングを浸透させていくことが企業の生産性の向上につながると思いました。そして、その翌年の平成一三年に当時の初級産業カウンセラー養成講座に通い、産業カウンセラーの資格を取得、その後も毎年いくつかの研修に参加して今でも勉強を続けています。

■相手を尊重して話を聴く

仕事で初めてカウンセリングが役に立ったのは、平成一三年に養成講座に通っていたときのことでした。そのとき、私は厚生労働省で週二回、雇用保険の電話相談をしていました。カウンセリングといってもひたすら傾聴を学んでいる頃だったのですが、カウンセリングの勉強が進むにつれて、電話の応対も変わっていきました。そこでは雇用保険に関する相談もあるのですが、制度に関する不満などクレームのようなものもたくさんありました。そういった話の中で、相手が言いたいことに対してひたすら話を聴いていると、最後には「ありがとうございました」と返ってくるようになりました。そのとき、傾聴の大切さを本当に実感しました。

現在、私は社会保険労務士として仕事をしている中で、お客様から相談をされたときには、その相談してくる人の気持ちを理解するように心がけています。カウンセラーとして仕事をしているわけではないので、「そのときどんな気持ちだったのですか」などと感情に焦点を当てるということはしませんが、今、どんな気持ちで相談をしているのだろうとか、今、話をしていることの奥にはどんな感情があるのだろうと思いながら、話を聴くようにしています。

例えば、二〇代の女性の人事労務担当者から相談があった場合など、相談者はどうしてよいかわからず不安な気持ちでいることがあります。そんなときは、不安な要素を一つひとつなくしていくように、丁寧に解決の方法をアドバイスするようにしています。たまには「不安ですよねー」という言葉をかけて「不安な気持ちはわかってますよ」と伝えて安心できるようにすることもあります。

また、会社の社長などからは、離職票を作ってほしいとか、傷病手当金や出産手当金などの休業制度の相談や手続きの依頼を受けるのですが、お話をしているうちに、従業員への不満をおっしゃってくることがあります。そんなときは「法律ではこうなっています」とか「解雇するにはこういう手続きが必要です」などと一般論だけを言うのではなく、どうして解雇したいと思っているのか、どうして従業員に不満があるのかを聴き、社長の気持ちや感情を理解して話をするようにしています。もし、社長が寂しさや孤独感から従業員に不満を持ってしまっているなら、「社長は間違っていないですよ」というように、社長の意見や行動に対し、肯定できるところは肯定するような言葉をかけたり、休業する従業員が抜けた後の業務に対する不安から従業員に不信感を抱いてしまっているときは、不安な気持ちを理解してひたすら話を聴き、従業員の立場を他に例えて話をしてみたりしています。

その結果、解雇しようと思っていた従業員と社長が自発的に話し合って、解雇せずにすんだり、休業するにあたって従業員自身が不安であることを社長が理解し、休業することに不満を持たなくなったりすることがありました。こうした経験から、まずは、相手を尊重して話を聴くことが大切なのではないかと思いました。

■従業員の人権尊重が生産性につながる

会社組織は人で構成されています。雇用関係は従業員が会社に労務を提供し、その対価として会社が給与を支払うという関係ですが、その行為すべては人が行っていることです。人はある出来事に対してさまざまな感情を持ち、その感情によってさまざまな考え方や行動が起こってくるものです。それは社長であっても従業員であっても、上司でも部下でも同じことです。もちろん、会社は組織ですので、感情だけを尊重するものではなく、法令や就業規則を守らなくてはなりません。しかし、その法令や就業規則を守るにあたって、何らかのマイナスの感情が働き、法令や就業規則が守れなくなり、労使のトラブルに発展することがしばしばあります。しかし、労使のトラブルに発展する前にきちんと問題に向き合い、例え理不尽なことを言っていると思われる相手でも、相手を尊重して話を聴くことがトラブルの回避になるのではないかと思います。

最近はパワーハラスメントによるうつ病や自殺に関して労災が認定されるようになりました。従業員の人権を尊重するということがますます重要になってくると思います。しかも、従業員の人権を尊重することが結果的には企業の生産性につながると思っています。

（産業カウンセラー）

【根岸　純子】（ねぎし　じゅんこ）
大学卒業後、都内金融機関に勤務。平成一〇年社会保険労務士試験合格。その後、社会保険労務士事務所勤務を経て、平成一一年に独立開業する。開業後、産業カウンセリングに出会い、勉強を始め、現在は労使のトラブル防止にカウンセリングやコミュニケーションスキルを生かした相談に心がけている。特定社会保険労務士、シニア産業カウンセラー、キャリア・コンサルタント。

メンタルヘルスと経営─中小企業への普及のために

あずさ監査法人　人事部
奥　憲太

■ゼロからのメンタルヘルス体制の導入

従業員の心の問題に関心を持ったのは、前に勤めていた会社で営業担当として日々外回りをしていた頃のこと。似たような会社で、似たような商品を扱っているのに業績のいい会社と、悪い会社がはっきりと分かれていました。業績のいい会社の社員は元気がいい、きびきびしている。そうでない会社は事務所全体が何となく暗い。セールスの前線で働いていた者としては、会社の業績と従業員のやる気がいかに連動しているかは、痛いほど理解できることでした。担当していた会社が倒産するなどの経験もあって、組織のあり方や従業員の働き方に関わる仕事がしてみたいと思い、人事の仕事に携わるようになりました。

自社の業績が伸び悩む中で、閉塞感や不安が充満していました。人事担当者として従業員の置かれた現状を見て痛感していたことは、まずどんな施策よりも彼らの「心の疲れ」や「不安」に対して、いかに対応するかということでした。私は、緊急の課題としてメンタルヘルス体制を導入しなければならないと考えていました。

ゼロからの仕組み作りは大変な作業でした。言葉の意味すら知らない人もいたし、知っていても自分とは無関係だと捉えていた人が多数。経営陣や管理職の多くが現場からの叩き上げだったため、自分を犠牲にしてでも「がんばる」社員だけが「いい社員」であって、メンタル不調は個人の問題と考えられていました。メンタルヘルスなどという言葉で、かえって「寝た子を起こして」しまうのではないかという発想も根強かったのです。なぜ必要なのかを本当に理解してもらわない限り、形だけ整えても根付きはしないと思いました。

「コンプライアンス」「業務パフォーマンスの維持、向上」「福利厚生」の説得三点セットを粘り強く言い続けたことで、しだいに理解を示してくれる人も増えていきました。社内で発生したうつによる休職の事例と、従業員へのインタビュー結果、それに予算をかけない導入プランの策定により、二年越しでようやく着手にこぎつけた時はとにかくほっとしました。

過重労働対策を中心に据えた労務管理計画、マニュアル作成、産業医との連携、面談の実施、社内LANによる告知、管理職研修、社内窓口、外部ヘルプラインの設置と順を追って体制の整備を進めていきましたが、その過程で考えた課題を他の方と共有したいと思い、㈳日本産業カウンセラー協会の第一九回実践研究発表大会で発表させていただきました。その時のキーワードが二つありました。「中小企業におけるメンタルヘルス」と「経営課題としてのメンタルヘルス」です。

■中小企業における課題

昨今メンタルヘルスの重要性が認識されてきたとはいえ、一般に紹介されたり、データ、事例として取り上げられているものの多くは、大手企業や上場会社のものがほとんどです。しかし日本の会社の大半を占める中小企業における状況についてはどうなのでしょうか。今後メンタルヘルスの取り組みを本格化させるには中小企業という裾野の広がりを無視しては前に進めないはずです。一言で中小企業と言っても実態は千差万別であり、教科書的、単一的なアプローチではうまくいきません。まずは中小企業ならではの課題を分析することから始めなければならないと思いますが、中小企業の特徴としては、例えば以下のようなものが挙げられます。

・非公開会社のため、外部からの視点を持ちにくい
・オーナー経営ないし同族経営のため、指示系統が強力なトップダウンになりやすく、人事・処遇面で情緒的な影響を受けやすい。
・大手・上場会社と比べて労働環境・条件が整備されていない傾向がある。法定の基準を満たしていない場合も多く、深刻な労働問題が発生しやすい。
・年功優先、職種やポストの固定化のため、若年層に閉塞感があり、キャリア形成という考え方が定着しにくい。
・クローズドコミュニティーであるために独特の風土が根付いている。

予算や人員に余裕がないため、多くの中小企業におけるメンタル不調の従業員が、会社の理解やサポートがないまま苦しんでいることから、放ってはおけない問題です。解決策としては、制度の運用には人事担当者など組織の内部にいるキーパーソンの存在が欠かせないことから、彼らへの具体的な情報提供の機会や、研修の機会が必要です。一方でEAP等のパッケージ商品をそのまま導入したり、外部カウンセラーを入れて相談機会だけ設けてもうまくいきません。その組織の課題や風土をしっかりと理解し、組織の内部に根差していなければ従業員からの信頼は得られず、本当に有効な相談業務はできるはずがないからです。主体的に組織の中で柔軟な調整力を発揮できるカウンセラー（コーディネーターと言った方がいいかもしれません）の育成も重要な課題であり、今後各分野の専門家の方には十分に考えていただきたい課題です。

■経営課題としての「メンタルヘルス」

メンタルヘルスとは「経営」の問題です。実はこれが、私が経験を通じて痛感した結論です。メンタルヘルスはともすれば単なる制度、仕組みとだけ捉えられる場合が多く、ハウツーやノウハウとして語られることが

多いようです。しかし相談窓口を作ってしまえばそれで終わりではありません。私自身制度を作りながらいろんな相談に対応していく中で、メンタルヘルス活動とはつまり、個人が労働というものへの関わり方をより良く変えていく過程のことではないかと思うようになりました。

単なる制度だけでは、対症療法には役立ちますが、根本的な解決には決してなりません。うつ病の防止あるいはメンタル不調者に対する対応に留まらず、メンタルヘルスに取り組むことは「何のために働くのか」「どのように働くのか」ということを、会社も従業員もそれぞれが改めて考え直すことに繋がるのではないか。そう考えると、メンタルヘルスの仕組み作りの本質は、組織の中で多様な対話の機会を作る（回復させる）ことであると気が付きました。これはメンタルヘルスの持つ「可能性」と言った方がいいかもしれません。

自社の従業員のやる気が上がらない、会社の雰囲気を変えたいと思っている経営者の方は、ぜひ経営課題としてメンタルヘルスの意義を従業員に説き、「働き方」を捉え直し、「対話」を通じて新しい企業風土作りに繋げていただきたい。遠回りのようで、実はそれこそが会社に活力を生む確かな方法になり得ると思います。

（産業カウンセラー）

【奥　憲太】（おく　けんた）
会社員。㈳日本産業カウンセラー協会　産業カウンセリング研究所調査委員。働くことは人の存在と深く関わっています。近年、労働は高度資本主義、グローバル化システムの中で細切れにされ、勝敗・序列に分けられ、投資やモノに簡単に置き換えられ、ますます人間から切り離されています。労働の崩壊は人の存在や関係をどこまでも蝕んでいく。産業カウンセラーの使命は、実践を通じ労働現場で人間性を回復すること、そう思います。

タクシードライバーのプチカウンセリングでお客様の安全確保

日の丸交通㈱猿江営業所　運行管理者
関口　春江

私が勤務している企業は、国土交通省より免許を受け、営業できる事業であり、法的には「一般乗用旅客自動車運送事業」です。わかりやすくいうとタクシー会社のことです。

タクシー事業は、近年、安全輸送だけでなく、お客様を目的地まで快適、迅速、また身体的弱者等に対する付加価値のサービスが求められています。

それだけ会社としても乗務員の教育指導には厳しく対応するようになりました。

所管監督官庁として国土交通省と厚生労働省の監視は平成一四年の道路運送法の改定によって近年ますます厳しさを増し、「経済的規制は緩和し、社会的規制は厳しく」の方向性で新道路運送法が施行されたことにより、繁華街、道路には空車タクシーが溢れ、一般車、歩行者等に通行の支障を生じ、社会問題化しているほどです。乗務員は売上げが下がる一方で、客の奪い合い的な運転で神経をすり減らし、事故を誘引したりの厳しい現実の中におかれています。また、そのために日常業務は、乗務員の健康状態に始まり、勤務時間の管理、乗務中の事故・違反・苦情等々の管理処理に日々追われています。

我が社の社長は、タクシー業界、経営者団体の東京および全国の代表者に就任しています。乗務員の待遇改善と、増車における悪弊を排するため減車を自らの会社から実施し、率先垂範で運動を推進しています。

■乗務員の勤務実態

いまタクシー会社の健康管理が問われています。それは、タクシー乗務員の定期健康診断結果の有所見率が約六〇％と高く、さらに高齢者が従事し、日々の乗務に緊張を強いられ、また座ったままの深夜長時間労働という厳しい職場であるためで、一層の健康管理が必要な業種です。法改正で重視しているのは、長時間労働等、過重労働による健康被害防止、また健康診断の事後措置等健康管理の徹底です。

毎年二回の定期健康診断では、健診結果事後措置は再検査者全員に個別受診指導を行い、健康診断受診率一〇〇％、再検査受診率一〇〇％を目標にしています。また健診結果において血圧要注意者は出庫時に自主測定により、その日の健康状態を報告させています。

タクシー乗務員は、業界全体の平均年齢が高い上、他産業のデスクワークとは違って肉体的・精神的にも非常に負担が大きく、健康管理がもっとも重要であると考えます。一乗務三〇～四〇回乗客を乗せ、都内平均走行距離約三〇〇km（最大走行距離三六五km）、ハンドル時間一五時間（最大拘束時間二一時間）という激務をこなしますので、健康状態の悪化は安全輸送にも影響を及ぼす重大な問題でもあります。

運行管理者は、国家資格を持ち、営業車の出庫時に、点呼という法に定められた業務の一環として、日々乗務員の心身の健康状態を確認し、注意伝達を行って営業所から送り出しています。

■就職者の動機およびその実態

この業界に就職してくる人たちには、それぞれの人生から生じた様々な深い事情と理由があります。この仕事をぜひともやりたいとか、この仕事を生涯の目的として全うしたいといった高邁な意志を持っての就職とは言い難い実態があるのです。前職の倒産、リストラで失業、事業や商売に失敗し金銭的に大なり小なりの負債を背負っているというような人、就職先に困ったら最後はタクシーと決めている人たちが、免許さえあれば乗務員になれると勘違いして来ます。

実はタクシー乗務員になるには、二種免許の試験、東京タクシーセンターの地理試験もあり、かなりの学習と忍耐を要します。なかには車の運転が本当に好きで、就職してくる若い人も少数ながらいますが、あくまで少数派に過ぎません、大多数は、社会的にも人生経験においても長い間積み重ねた人生のベテランたちです。経歴は大企業の管理者だったり、事業経営者であったり、教師、警察官の履歴を持っていたりと色とりどりの多様な人間模様を見ることができるほどです。平均年齢は約五五歳という、他産業に比べても高齢者の多い職場を形成しているのが実態です。

■現場にマッチした産業カウンセラーのあり方

私は数年前、本社在籍時に四営業所約二〇〇〇人の乗務員の健康管理を担当し、年間健康管理計画を基に各営業所の安全衛生委員会を実施してきました。現在は営業所（乗務員数五二〇名）に転任し本社での机上の健康管理指導とは違い、毎朝の出庫時、運行管理者として乗務員と向き合っています。一人ひとりの顔で健康であるか、不調であるかを感じとれます。何とか全員の顔と名前を覚えることができ、日常、普段着の挨拶も交わせるようになりました。

乗務員が一回の乗務に無事故・無違反・お客様からの苦情もなく元気に帰庫できることは、乗務員・運行管理者にとって大変喜ばしいことです。日々の出庫点呼時は、その日の伝達・注意事項等がありますが、明るい笑顔と心やさしい声かけで、気持ちよく出庫できるようにと努めています。

タクシー乗務員は日々大変なことばかりだけではなく、電車や航空機に乗り遅れそうになったお客様を間に合わせて、感謝のお礼を戴いた時、またお年寄りの乗り降りの優しい心遣いに、礼状が会社に届けられたりした時は、乗務員として最高の喜びを感じる瞬間だと聞いています。

タクシー業としては、メンタルヘルス教育は必須なのですが、思うように進められません。事業の実態に即した形で、メンタルヘルスケアに取り組むことを考えています。衛生管理者・運行管理者そして産業カウンセラーとしてできるだけ多くの乗務員に声かけをしていますが、最近は乗務員から「今日も元気そうだね！」と声をかけられるようになりました。その時は「ほっ！」と嬉しくなります。その思いを大切に、どちらからでもその時の一分・二分の会話に向き合えることを心がけています。産業カウンセラーとしてプチカウンセリングを手始めに、五二〇名全員から声をかけられるカウンセラーであることを心がけていきます。

心身の健康管理維持は一般乗用旅客自動車運送事業としての最大の使命であり、お客様の生命財産の安全確保に寄与するものと考えています。（産業カウンセラー）

【関口　春江】（せきぐち　はるえ）
子育てが終わり、再度社会人としてスタートした業界がタクシー業、営業の第一線で働く乗務員の実態に触れ、この業界こそ産業カウンセラーが支援すべきと感じた。運行管理者として出庫時に乗務員と向かい合うこの瞬間を大切にする。顔色・声のトーンで体調を感じ私なりのプチカウンセリングをする。安全確保を第一義とする一般乗用旅客自動車運送事業として心身の健康管理維持は最大の使命といたす処である。

メンタルヘルス対策の普及促進

独立行政法人 労働者健康福祉機構　東京産業保健推進センター内　メンタルヘルス対策支援センター　メンタルヘルス対策促進員
石見　忠士

「メンタルヘルス対策支援センター」は、働く人の心の健康を支援するために、全国四七の各都道府県産業保健推進センター内に、昨年一〇月に開設されました。独立行政法人労働者健康福祉機構が厚生労働省から委託を受けて運営していますので、基本的には無料でのサービス提供を行っています。

私は、開設時より東京の支援センターにて、「メンタルヘルス対策促進員」として活動しています。

昨年度は、事業場を直接訪問して職場のメンタルヘルス対策をアドバイスする周知活動が主な業務内容でした。平成一九年に厚生労働省が行った「労働者健康状況調査」によると、心の健康（いわゆるメンタルヘルス）対策に取り組んでいる職場は三三・六%と少なく、「専門スタッフがいない」、「取り組み方が分からない」等の理由から取り組みが十分ではないという現状があります。平成二〇年に厚生労働省が定めた「第一一次労働災害防止計画」では、五年後の平成二四年までに、取り組んでいる職場を五〇%まで引き上げることを目標としており、私たちの周知活動が、その一端を担っているという使命感に基づいて活動しています。

拡充されたメンタルヘルス対策支援

さらに今年度からは、周知活動のみならず個別訪問による支援活動も業務内容に加わりました。特に最近では、「職場復帰支援活動」が国の取組みとしても重要視されており、企業からの相談も多くあります。

① 主治医から休職が必要と診断書が出ているのにも関わらず、社員が休まない。
② 初めてうつによる休職願いが出たが、何から始めればよいかわからない。
③ 復職してもすぐに休んでしまう社員が多い。どこに問題があるのだろうか。
④ 主治医からの診断書が「復職可」であったが、面接した限りだと仕事ができる状態ではないがどうしたらよいか。

緊急的な問題を抱えて必要に迫られて、初めて支援センターへ相談に来られる方がほとんどです。もっと早く相談に来ていただいていたら適切な手を打つことができたのに、と悲しくも思います。

■「人間関係開発への援助」としての産業カウンセラー

私は、以前勤めていた企業にて、組織活性化のための人事コンサルティングを行っていました。業務内容は、従業員に対する独自ツールによるネットでの診断や管理監督者に対するインタビューを通じて、組織の現状分析結果をまとめ、それらを経営者に対し直接コンサルティングを行うものでした。

これらの業務を通じて、経営者と従業員との間には、職場や仕事に対する価値観や思い入れのギャップが大きく、その点を理解できていない経営者が多いことに気づかされました。いくら経営者が主観的な視点で格好良い企業理念を定めたり、組織体制を構築したりしたところで、従業員が冷めた目で見ているのでは、企業の中では何も浸透していきません。私たちの組織診断結果により、客観的な視点による事実（現状）を、経営者に示してきました。

現状がわかった上で次に何をすればよいか。組織変革を行うのは、現場から従業員が自主的に活動を行っていくことが一番うまくいく方法です。

ただ、当時の私には、従業員の思いをしっかりと受け止め、上記の活動をサポートするための能力が身についていませんでした。その時、知り合いを通じて知ったのが「産業カウンセラー」です。

それまで、カウンセラーは、心が病んでいる人を治療する専門家だという認識でいました。調べてみると、産業カウンセラーには「メンタルヘルス対策への援助」「キャリア開発への援助」「人間関係開発への援助」と三つの活動領域があり、治療ではなく予防を行うカウンセラーであることを知りました。そして三番目の「人間関係開発への援助」が、私の求めていたものと合致したので、産業カウンセリングを学び始めました。

資格を取って変わったのが、相手の話を親身になって聴く力、「傾聴力」です。インタビューにおいて、カウンセリング技法が身につくことで、建前ではなく本音を聞き出すことができるようになりました。本音の中から、問題点を整理し「うまくいっている状態」を一緒になって構築しながら、従業員が自ら行動して組織変革を起こしていくことを、産業カウンセラーとしてサポートしていけるようになったと実感しています。

その後、人事コンサルタントとして一企業のコンサルティングを行うだけではなく、産業カウンセラーとして、三つの活動領域の「メンタルヘルス対策への援助」に自身のキャリア軸を置いて、メンタルヘルスの重要性をより多くの企業に周知していきたいという思いから、現在は前述の通りメンタルヘルス対策支援センターにて活動を行っています。

■小さな活動が大きな流れに

メンタルヘルス対策支援センターでの活動を通じて常々考えることは、「事業場における心の健康づくり計画」と「職場復帰支援プログラム」策定の重要性です。一定のルールが企業側にないまま、問題が起こってから毎回対策を練っているようでは、延々と続く「もぐら叩き状態」です。

企業からの相談対応後、上記の必要性を理解し、実際に策定に取り組み始めた企業は多くあります。これらの企業では、危機意識を持ち相談してきた方が自ら「メンタルヘルス推進担当者」になっています。今年の三月に改訂された「職場復帰支援の手引き」に基づき、自らプログラムを策定していく姿勢は、本気度の高さを表しています。そして、形となって完成したプログラムを私に見せていただく度に、メンタルヘルス対策促進員としてのやりがいを感じています。

また、支援センターの活動においては、関連団体との連携並びにメンタルヘルス分野における地域コーディネートが求められています。これらの活動においては、東京商工会議所が、毎年、国に対して行っている「労働政策に関する要望」にて、本年度の要望書では「メンタルヘルス対策の充実」並びに「メンタルヘルス対策支援センターの強化」の文言が盛り込まれました。メンタルヘルス分野における提言はこれまでなかったとのことでしたので、私たちの小さな活動が大きな流れを作り始めていることをうれしく思います。

メンタルヘルス対策は、企業にとって「コスト（負担）」ではなく、「インベストメント（投資）」です。早ければ早いほど、投資対効果は従業員のモチベーションアップという形で現れますし、遅ければ遅いほどメンタル不調者への増加等で負担が大きくなります。

メンタルヘルス対策は、国の法整備・指針等と合わせて、今や企業側が取り組む事項として、「当然」という風潮になっています。最初の一歩を踏み出すために、全国のメンタルヘルス対策支援センターを活用していただければと思います。

【石見　忠士】（いわみ　ただし）

一九七九年山口県生まれ

四年間電機メーカーの法人営業部門にて、企画・営業業務に携わりながら、大企業特有の組織・人事に関する諸問題を実感する。その後、人事コンサルティング会社勤務を経て、株式会社ＥＲＧを設立。心と身体両面からのアプローチを通じて、集団・組織を活性化していく活動を行っている。また、現在は、東京のメンタルヘルス対策支援センターにて非常勤職員として、促進員活動等も行っている。

第三部
組織の活性化など

組織におけるキャリア開発支援の取組み

株式会社日立製作所　労政人事部主管
上田　敬

■なぜ組織が個人のキャリア開発を支援するのか

個人のキャリア開発とは、「自己ゴールの設定と達成」「仕事を通してなりたい自分になること」など、いろいろな言い方で表現できます。あるいは「自分らしい働き方・生き方を実現しようとすること」と言ってもよいでしょう。「自分らしく」ということですから、会社のためではなく、自分のためであり、個人的なことです。

このような個人的なことであるキャリア開発を組織が支援するのはなぜでしょうか。それは、①自分らしく働くことで社員に満足感・充実感を高めてもらいたい、②一人ひとりが自分らしく働くことで仕事に向かうエネルギーも大きくなり、成果も高まる、③一人ひとりが本来持っている仕事へ向かうエネルギーを組織の成果に反映することができる、と考えるからです。

つまり、組織にとってのキャリア開発とは、個人の成長を組織の成果に結びつけること、即ち、個人と組織が共に成長するＷｉｎ＆Ｗｉｎの関係（共生）をめざすことです。

日立製作所では、このような考えに基づき二〇〇二年より、個人のキャリア開発の支援と個人と組織の共生の考え方を人事施策として展開しています。具体的には、キャリア開発支援プログラムとして、キャリア開発ワークショップ、キャリア相談室、ライフプラン研修セミナ（ｅラーニング）、各種セミナ、グループ公募・

社内FA制度等を実施しています。さらに今年秋からキャリア面談を開始する予定です。
以下に中心となるプログラムをご紹介します。

キャリア開発支援プログラム

●キャリア開発ワークショップ（CDW[*1]）

当社のキャリア開発支援は「内的キャリア」に重点を置いています。内的キャリアとは、キャリアを個人の内的な視点から捉えたもので、「なぜその仕事がしたいのか」「どこにやりがいを感じるのか」「何を大切にしたいのか」などの働きがいや生きがいといった個人にとっての仕事の意味や意義、価値観のことです。

内的キャリアを重視するのは、社員一人ひとりに自分らしく、いきいきと働いてもらいたいからであり、それを組織の成果に結びつけることをめざしているからです。さらに、内的キャリアの自覚により、その人の仕事に向かうエネルギーをより大きくし、創造性や独自性の発揮につなげたいからです。

この内的キャリアの自己理解を支援するのが、自己理解を深めた上で自分の方向性、キャリア・ゴール、キャリア・パスを確かめる自己分析作業を中心とした『キャリア開発ワークシップ（CDW）』です。ひたすら自分と向き合うために二泊三日の合宿を基本とし、希望者へのキャリア・カウンセリングを併設しています。

当社はこのCDWをキャリア開発支援のコア・プログラムとして二〇〇二年に本格的に導入し、現在、主任層を中心として年間約六〇〇～七〇〇人に実施しています。これまでの参加者は二〇〇六年五月時点で二〇〇〇人に達しています。

●日立ライフプラン研修セミナ（eラーニング講座）

キャリアの節目の支援として、四五歳以上の部課長を対象にこれからの働き方を考えるためのeラーニング講座を実施しています。これは、従来実施していた「定年後の人生設計」のための集合研修を、定年後だけではなく現在も含めてより幅広い視野で自分のキャリアを考えられるようにキャリア開発の考え方や自己分析作業を加え、約六時間のeラーニング講座として改訂したものです。現在、年間一〇〇〇人以上が受講していますが、受講者の評価は高く、今後はグループ会社にも展開していく予定です。

●グループ公募制度・社内FA制度

この二つは個人の意思・意欲を異動・配置に直接的に反映する制度です。『グループ公募制度』は一九九一年導入の社内公募を二〇〇四年にグループ会社を含めた形で拡大したもので、現在二〇社が参加し、異動実績は二〇〇五年度末で三〇〇人を超えています。『社内FA制度』は個人が仕事を選択する自由度をより高めるために二〇〇三年に導入され、二〇〇五年度までに約一〇〇人がこの制度を活用して異動しています。

●キャリア面談

個人のキャリア開発の原点は職場の仕事の中にあり、個人の成長を組織の成果に結びつけることも職場の中で行われます。従って、個人の意思・意欲を大切にし、尊重するためには、個人の意思・希望・仕事への思いなどの把握を職場が行うことが必要不可欠であり、「個人と組織の意思のすり合わせ」であるMBO[*2]（目標による管理）によって、個人の成長を組織の成長に結びつけることができます。

そのために当社では、現行の目標管理制度を、「個人の意思の把握」と「個人と組織の意思のすり合わせ」の場として明確に位置づけ、運用し、職場におけるキャリア開発支援を一層充実させていきます。具体的には、現行の目標管理制度を拡充する形で、『キャリア面談』を今年の一〇月から定期実施していきます。個人が中長期的な視点から自分のキャリアや現在の業務について考え、当面数年間の希望とその先の自分のキャリア・プランについて上司と話し合うことを通じて、上司と部下がお互いに分かり合うことから始めていきます。

■今後の課題

(1) 現行の施策・プログラムの継続実施

キャリア開発は個人の価値観に関わることであり、個人・組織の意識や価値観の変革をめざすものです。意識の変革には時間がかかるので、継続して一人ひとりに地道に働きかけ、支援していくことが必要だと考えています。

(2) 職場支援の強化

当社は職場におけるキャリア開発支援を重視しているため、上司には部下一人ひとりの内的キャリアを理解し、尊重することが求められます。そのためにはヒューマンスキルが必要不可欠です。今後は上司のカウンセリング・マインドの醸成とともにコミュニケーションの基本であるアクティブリスニング（傾聴）やアサーションプトレーニングを職場で実施していきます。

■人事担当者として求められること

キャリア開発支援施策を企画・運営していくためには、人事の専門知識に加え、人間に対する理解が必要です。人間理解には、組織行動科学やカウンセリング心理学などの専門知識の習得はもちろんですが、何よりもまず自らが自分のキャリアを考え、自分にとっての重要性を理解することが必要です。その基本は自己理解です。担当者が支援者としての自覚を持ち、自らの専門性の向上と自己理解の深化を常に課題として、継続的に自己研鑽していくことが必要だと考えています。

＊1　本プログラムはＮＰＯ法人日本キャリア・カウンセリング研究会（ＪＣＣ）よりプログラム提供を受けています

＊2　Management by Objectives and Self-controlの略

【上田　敬】（うえだ　たかし）
一九八二年㈱日立製作所入社。人事教育関連業務に従事。二〇〇〇年からキャリア開発を担当。キャリア開発ワークショップをコア施策として内的キャリアを重視した支援一策を実施。相談室での個人相談のほか、管理職向けのリスニング＆アサーション研修、ストレスコーピング研修、ＭＢＴＩ（Ｒ）を用いたダイバーシティ研修など研修プログラム開発と実施、トレーナー養成なども実施している。

ヤングキャリア・ナビゲーションで出会った若者たち

シニア産業カウンセラー
森田　由美子（C's　PORT代表）

■若者たちの「心」と出会う場

「私の適職は何でしょうか」「毎日がとても不安でどうすればいいんでしょう」「職場の先輩との関係がうまくいかなくって」と、「ヤングキャリア・ナビゲーション」（若年労働者キャリア形成支援・相談事業）が平成一七年九月に広島で始まってから、私は三〇人を超える若者と相談室で出会う機会を得ました。

ヤングキャリア・ナビゲーションとは、働く若者（学生以外の求職者を含む）を対象としたキャリア・コンサルティングとカウンセリングを行う厚生労働省からの委託事業で、私は㈳日本産業カウンセラー協会から派遣されています。昨年度は全国四二カ所に配置されていましたが、平成一八年度は四七カ所となりました。月に四回、毎週決まった曜日の一八時から二一時の間に三件の予約を受けることができます。私が派遣されている広島市中央勤労青少年ホームは広島市の中心地でとても便利のいいところに位置してはいますが、相談室があることも、場所もあまり知られていなかったのが現状です。しかし、ホームの職員さんたちとの幅広い広報活動が功を奏したのか、予約で埋まっている状態が九カ月目を迎える現在まで続いており、来談者は延べで一〇〇人を超えています。そこで出会った若者たちから話を聞かせてもらって感じた事柄を書かせていただきます。

■生きるのにまっすぐな若者たち

相談者の対象年齢は三五歳未満の男女。相談内容は、仕事の適応、職場の人間関係、キャリア形成、適職、転職、心の問題、恋愛・結婚の問題など多岐にわたります。

近年、若者の働く意識の低下などもありニート、フリーターが社会的な問題とされていますが、私がヤングキャリア・ナビゲーションで出会った若者たちは、驚くほど「仕事をしたい」といった意思が感じられます。「自分のキャリアについて考え直したい」「向いている仕事は何なのか」「結婚を機に退職しなければならなかったが一刻も早く再就職したい」といった若者たちです。精神障害を抱えながらも「何とか働かなければ」「こんな遊んでいる状態はあり得ない」といった若者の悲痛な叫びも聞こえてきます。

余談になるかもしれませんが、私が産業カウンセラーとして活動したいと思ったきっかけも若者との出会いからでした。私は企業で働いた後、大学の教員になりましたが、研究室に来る学生の話の中に自分や家族の病気の問題、父親がリストラにあって自分が働き手にならないと生活がしていけない等、聞いていると他にも様々な問題がありました。まだ若いのにこんな悩みを抱えているのかと思うと、ただ話を聴くことが私にはとても大変なことになりました。それがあって聴くスキルを身につけたいと思ったことが、現在、産業カウンセラーとして活動し続けたいと思っている私のスタートです。私には、若者たちは彼らなりに一生懸命に生きることに取り組もうとしているといった印象が強くあります。それがゆえに傷ついたり、動けなくなったりしていることもあるのではないでしょうか。

現在、企業にも研修及びカウンセラーとして関わる機会がありますが、そこでの若い方からの相談の特徴の一つに「性格を変えたい」といったものがあります。何とか職場に適応していこう、といった意思が伝わってきます。ヤングキャリア・ナビゲーションでも同様の相談が多くあります。彼らのそういった一生懸命さをサポートしていきたいと考えています。

メンタル面で不調を起こしていた若者が、数回の相談を経て就職活動に取り組むようになり、先日「明日が面接なので、話がしたい」と言って訪ねてきました。何かあると大きな不安に見舞われ、とても沈んだ顔をして訪ねてきていましたが、その日は今までのそれとは違うようです。彼女曰く、「不安は不安だけれど、今までの心がざわざわした感じではなく、なぜか自分を客観的に見ることができている」とのことでした。この若者の場合は、前職は専門職で高い理想をもって勤務していましたが、それに追いつけない、ともすると遠ざかったように見えることが、メンタルの不調を起こした要因でした。相談室に来たときは、目の前が真っ暗で自分はどうなるのだろうといった不安でいっぱいだったようです。それが、少しずつ先が見えるようになってきて今回の面接に向かうことになりました。「今、これだけ将来に期待や希望が持てていることが嬉しい。ここに来て話していると目の前が明るくなった」と話してくれました。まだ結果は聞いていませんが、決まれば共に喜びたいし、もしも残念な結果であれば、彼女が望むならばサポートをしていきたいと思っています。

■■特別ではなく日々のサポートをしていく

産業カウンセラーとして何ができるか、といったことを自分に問いかけています。彼らは様々な悩みやメンタル面の不調を訴えてきます。必要があれば病院や彼らの助けになる情報を提供していくのはもちろんですが、それに加え、産業の場で支援していくカウンセラーとして、職場で多少の問題は抱えながらも働いていくことを援助していきたいと思います。つまり、人間関係がうまくいくのを邪魔しているものがあればそれがうまくいく方法を一緒に考える、いっぱいたまったものがあればそれを聴くことによって心の落ち着きを取り戻す援助をすることです。産業カウンセラーとして、彼らが自分らしく生きるための、自分らしく働くためのサポートができればと思います。

しかし理想は、彼らの話を彼らが話したいように聴いてくれる人が身近にいることです。親をはじめ職場の上司、先輩、同僚と、彼らの周りにもっと彼らをそのままに受け止めて話を聴いてくれる人が増えることが、「気持ちよく働くことができ、良い仕事につながる」のではないでしょうか。その一助になればと、職場で日常に生かせるコミュニケーションの研修や親を対象の研修を行っています。ある企業では、朝のミーティングで「ほめほめタイム」なるものを実践されています。がんばっていること、できるようになったことを声に出して伝えることです。わずか数分ですが、部屋から出てくるメンバーの顔が明るくなっているとのことでした。

日々のコミュニケーションを良質なものにしていくことは、何も特別なことではなく、声かけをする、目を見て話す・聴く、できたところを声に出して伝えてあげることから始めることが大切です。企業のみなさんと産業カウンセラーが協力すれば、若者が「自分らしく働くこと、生きること」の強力なサポートとなると、体験をとおして確信しています。

【森田　由美子】（もりた　ゆみこ）
株式会社C's PORT（シーズポート）代表取締役
企業秘書、専門学校講師、短大助教授、大学講師を経て現職。広島産業保健推進センター特別相談員、中央労働災害防止協会メンタルヘルス支援専門家。
随時セミナーを開催するとともに、企業、官公庁、病院などで相談や研修に携わる。
メンタルヘルス不調者への支援はもちろん、予防とメンタルタフネスに力を注いでいる。
今後もカウンセラー、コーチとして働く人の元気をサポートしていきたい。

職場活性化の鍵はコミュニケーションにあり

日本産業カウンセラー協会北関東支部
碇　正義

私は、一〇年前に産業カウンセラーの資格を取ったのですが、ほぼ同じ時期に、その半年ほど前からトップの了解を得て準備を進めてきた企業内相談室を立ち上げ、そこで五年間カウンセリングの仕事をしてきました。その後は、都内の某ＥＡＰ*会社でＥＡＰコンサルタントとして働く傍ら、日本産業カウンセラー協会北関東支部にも足場を置いて、産業カウンセリングの普及活動などに携わっています。

本稿では、昨年の秋に地元の労働組合連合体からの依頼を受けて、メンタルヘルス研修のお手伝いをした時の経験を踏まえて、私が考えたことを読者の皆様にお伝えしてみたいと思います。

ストレスのもとはコミュニケーションが取れないこと？

研修の中で、講師からグループ討議のテーマとして「職場のストレス」が提示され、「どんなストレスがあるのか皆さんで話し合って下さい」という指示が出されました。

討議の後でそれぞれのグループが発表したわけですが、その中で一番多かったのが、「コミュニケーションが取れない」でした。コミュニケーションが取れないことがなぜストレスになるのでしょうか。読者の皆さんにも考えていただきたいのですが、私は次のように考えています。

人類が地球上最強の生き物になったのは協力の成果

話が少し大げさになりますが、人類は太古の昔から集団で生活を営み、協力して外敵の攻撃を防いだり、食料を獲得したりすることによって、より効果的な生き残りを図ってきました。またそればかりでなく、次第に大きな集団を作って協力のための様々な仕組みを考え出し、生存環境を制御する強大な力を獲得してきました。

人々に協力を促してきたのは、一人ひとりがバラバラに動くやり方よりも大きな成果が得られることを学習し、それが適応行動として定着していったことのほかに、協力して何かを成し遂げたときに、快感情（満足感、充実感、連帯感、貢献感など）が得られるように感情システムが進化したことが、もう一つの要因だったのではないかと思われます。

協力するにはコミュニケーションが不可欠

協力するために欠かせないのがコミュニケーションです。もちろん同じような目標を同じような方法で達成しようとする場合には、その方法に習熟すればするほど、コミュニケーションの必要性は少なくなります。極端な場合は阿吽（あうん）の呼吸で済む場合もあります（ただ、これは互いが信頼関係で結ばれていることが前提です）。

しかし、初めて遭遇するような危機を乗りきる場合や、新しい方法を考え出す必要がある場合などは、阿吽の呼吸というわけにはいきません。また不慣れなメンバーがいる場合も同じです。

職場状況の変化

振り返って今の職場の状況を考えてみますと、気心のわかった仲間同士が、これまでの手馴れた方法で作業をすればいいというような職場はむしろまれだといっても過言ではありません。入れ替わりの激しいメンバー、そして雇用形態も習熟度合いもモチベーションの度合いもまちまちなメンバーが、早いスピードで変化する市場の動向に適応し、ミスや不具合を起こさないための様々な注意事項に気をつけながら、短期間に最大の成果を挙げなければならない状況です。

つまり今の労働の現場は、目標を共有する標準化された社員が、標準化された商品を、標準化された手順で生産していた、かつての少品種大量生産の時代に比べて、コミュニケーションの必要性が格段に高まっているにも拘らず、それが出来ない状況になっているのです。

理由はいろいろあるでしょうが、企業生き残りのための効率化策として、正社員の圧縮と非正規社員への置き換えが急速に進んだこと、一人当たりの仕事量が増えたこと、個人ベースでの成果主義の導入、顔を合わせなくても用件を伝えることの出来るＩＴ機器の普及などが挙げられるでしょう。

考えてみれば、人類が生き残りのために進化させてきた、協力を促す心の働きを阻害するような方法でしか生き残ることができないのだとしたら、なんとも皮肉な現象のように思えてなりません。

■コミュニケーション確保は投資

「コミュニケーションがとれないことがストレスになっている」と答えた人たちは、「いい仕事をしたい」、「いい結果を出したい」と願っているのです。その願望が満たされないことがストレスとして感じられるのです。「コミュニケーションが取れなくてもしょうがない」というあきらめムードが蔓延すると、使命感や責任感が希薄になり、「言われたことだけやればいい」、「マニュアルどおりにやればいい」と思うようになります。

そして職場から活気が失われていきます。

「心を持った機械」や「認知科学選書二四・感情」の著者であり、感情に関する独創的な研究で知られる故戸田正直北大名誉教授は、その著書の中で、「仲間の間でのお喋りが失われてきたら、それはその集団が崩壊の危険にさらされている明白な徴候といえるだろう」と書いておられます。

「忙しくてコミュニケーションの時間なんかとっていられない」という言い訳や反論がよく聞かれますが、グループのメンバー全員が他のメンバーの状態を知ってお互いにそれに配慮することができれば、そしていろいろな意見を出し合ったり、注意し合ったりすることができれば、それが相乗効果を生みます。コミュニケーションの機会を確保するのは、組織の生産性を向上させるための投資の一つと考えることもできるのです。

経営者や経営幹部の方々には、協力することの価値と協力を可能にする良質なコミュニケーションの必要性を、是非ご理解頂くよう願ってやみません。

＊ＥＡＰ（Employee Assistance Program：従業員援助プログラム）：米国生まれの職場のメンタルヘルスサービスで、企業が自社内部で設置する場合と、外部のＥＡＰ会社にアウトソースして社員の悩み相談に対応する場合とがある。

【碇　正義】（いかり　まさよし）
某信託銀行役員退任後、ＥＡＰ企業に勤務するかたわら、日本産業カウンセラー協会北関東支部において普及活動に従事している。また、二〇〇五年から足掛け五年、中央労働災害防止協会のメンタルヘルス対策支援専門家として支援活動に携わってきた。心の病が増えるのは、人の心が育つ土壌の汚染が進んでいるからであり、それを防止するためにはカウンセリングも大事であるが、土壌の改良が必要であると考えている。

トップダウンで健康管理体制づくり

ネットワンシステムズ㈱　人事総務グループ健康推進室
清川　雅俊

全く未経験から健康管理体制を整備

勤務先であるネットワンシステムズ㈱は一九八八年（昭和六三年）に設立された情報通信系の会社。日本でおそらく最初にネットワーク製品を販売した専業会社です。当時は「インターネット」、「LAN」という言葉は一部の専門家にしか知られていませんでした。アメリカのシスコシステムズの総代理店として、早くからIP（インターネットプロトコル）というネットワーク技術を使い、ルータ、スイッチなどの製品を提供。ネットワークインテグレータとしてコンサルテーション、評価、検証、設計、構築、運用などの一連のサービスを事業内容とし、二〇〇一年（平成一三年）東証一部上場、二〇〇七年度連結ベースで社員数約一六〇〇名、年間売上高約一一〇〇億円の発展途上企業です。

創業時より、社員一人ひとりの技術力、営業力で大きくなってきただけに、挑戦意欲のある社員にとっては、やりがいを持って仕事ができる魅力的な会社です。逆に、実績があがらない社員にとっては厳しいものとなります。人材面では中途採用も多く多文化が織り交ざった会社です。

私が健康管理に係わり出したのは二〇〇三年。業容拡大に伴う過重労働でメンタルヘルス不調者は出ていましたが、まだ健康管理部門がなく、その対応もままならない状態でした。そんな時、トップから、しっかりした健康管理体制を作るよう指示されたのでした。

健康管理は、私にとって全く未経験のこと、一体何をしたらいいかさっぱり見当もつかない状態。そこで日本産業カウンセラー協会本部の阿部様、日本出版販売㈱衛生管理センターの西浦様、富士ゼロックス㈱健康推進室の吉田様をお訪ねし、貴重なアドバイスを戴くことができました。定期健診後の全員保健指導の重要性、過重労働面談のポイント、歩け歩け運動によるメタボ改善、保健師採用の方法など初歩から勉強させていただきました。

保健師を採用、事務スタッフを揃え、休養室、カウンセリング室を設置し、二〇〇五年二月健康推進室がスタート。運営方針は、一次予防を目指し、①定期健康診断後の全員保健指導、②過重労働社員に対する産業医の面接指導の徹底、③メンタルヘルス体制の確立、④カウンセリング強化でした。

また、社員五〇人未満の事業所でも産業医と契約し、全国でその指導が受けられるようにしました。健康管理規定を設け、その中に「心の健康つくりのための専門スタッフ」として産業カウンセラーの配備を規定しました。

■来談者中心カウンセリングを行う

そうした中、私は、アメリカの臨床心理学者カール・ロジャーズが創始し、日本産業カウンセラー協会の強みである来談者中心カウンセリングをベースに社員のカウンセリングを行っています。

ロジャーズによれば、「この世におけるすべての〈いのち〉あるものは〈いのちの働き〉を発揮して、よりよく強く生きるよう定められているわけです」（諸富祥彦『カール・ロジャーズ入門』）。ロジャーズ少年は、二mの地下でも窓から漏れてくるわずかな光に向かって伸びようとしているジャガイモを目の当たりにし、生命の本質を見ます。彼は、ジャガイモも人間も「条件さえ整えば、自らの〈いのち〉をよりよく生きる方向へ向かうよう定められた存在として両者を捉えているのです」（諸富同著）。つまり、生きとし生けるもの自己成長力があると言っているのです。

　また、ロジャーズは『人間性に基づく人間観』において「ある十分な人間的な雰囲気が与えられると、人間は個人的にも、社会的にも繁栄し、自分にも他人にも建設的な方向へ動いていく道を選択する」とも述べています（ロジャーズ全集より抜粋）。

　私は、この「人間的な雰囲気」を与えるのが傾聴だと思っています。一致、受容、共感的理解による傾聴です。これまで、傾聴を丹念に行うことで来談者が自分を見つめ、変化していくことを目の当たりにしてきました。人間関係の悪化から職場で孤立し、面談初期では、関係者に対し「許せない」と怒りの感情を吐露していた人が、「カウンセリング室で安心して話していると生きている実感がする」と言い、回を重ねるうちに、他者批判もしなくなり、徐々に自己を肯定的に見つめ、積極的に生きる課題を見つけられるようになっていく、その人がもともと持っている成長力が本人の気づきで引き出される、そのダイナミズムに感動します。

　入社間もない若い社員の中には、上司の叱責で休職に入ったと思われるケースがあります。マネジャーの中には人間関係維持が苦手で、スパルタ、パワハラ型とも思われる言動をとる者がいるようです。傾聴により部下の気持ちをしっかり受容、共感していれば人間関係がうまくいくのに、部下が育っていくのに、と残念です。厚生労働省の調査でも、職場生活におけるストレス等の原因として「職場の人間関係」が、仕事の量・質と並んで上位にあります。「職場の人間関係」はいまや組織経営のキーワードとなっています。

■職場の活性化が急務

　企業は常に成長しなければなりません。その基盤は人です。人の創造力、企画力、コミュニケーション力、これらの力が醸成されるためには貴重な社員一人ひとりの自己成長力がキメ手となります。それを実現するためには明るい職場、本音や気持が言える人間関係が必要です。上司が部下の気持ちや考えをしっかりと受け止める姿勢が必要です。人材という作物が生き生きと育つようにしなければなりません。そのためには、土壌となる職場環境を豊かにしておくことが必要です。いつでも、気持ちが通じ合う雰囲気、安心できる雰囲気、それが良い土壌です。

しかし、「不機嫌な職場」が雑誌のテーマとなるくらい、日本の職場の現実はぎすぎすした状況です。そんな職場では、閉塞的で、コミュニケーションがうまくいかず、人間関係が希薄になります。気持ちが通わず、安心できる雰囲気からは程遠いものとなり、メンタルヘルス不調も発生しやすくなります。社員の成長は無論のこと、企業の成長は到底おぼつかないでしょう。

いまや職場の活性化が急務です。良い土壌づくりが人事労務の喫緊の課題といえます。

ロジャーズが私たちに残してくれた傾聴、いま、それを改めて見直すことはとても大事なことだと私は思っています。

（産業カウンセラー）

【清川　雅俊】（きよかわ　まさとし）
人が好きである。初対面でも昨日の続きのように話ができる。また、よく人に道を訊かれる。外人もである。人品軽く取っつきやすいのか。趣味が六代目円生の物まね、だから風采も寄席みたいか。東京農大元教授の岸田博先生は、著書で「カウンセリングは人間関係、カウンセラーの人柄が大切」と述べられている。すると、俺の人柄、うぬぼれながら、満更でもねーか。このまま寄席風を通そうか。今さら気取ってもしょうがねーもの。

ダブルジョブ　仕事もカウンセリングも

株式会社アイ・ティ・フロンティア　SE・産業カウンセラー
水越　乙恵

当社は二〇〇一年に五社が統合し発足した、約一七〇〇名の社員を抱えるIT企業です。翌年には産業医が着任し、「心の健康診断」「EAP（従業員支援プログラム）導入」「メンタルヘルス研修」などのさまざまなメンタルヘルス対策に取り組んできました。

今回はその中から、社員が今までの仕事を続けながら社内カウンセラーとしての活動も行う「ダブルジョブ」についてご紹介いたします。

■問題解決の方向

当社では社員の約七割がSE（システムエンジニア）として勤務し、日々の業務においてさまざまな要求に応える中でストレスを受けることも度々あります。その影響からか、他社事例同様休みがちになる、傷病により長期休暇に入る、出勤こそできているものの体調不良が長引く等の社員が増えてきました。またSEという仕事上のストレス以外にも、若年層による社会不適応、将来への不安、中途採用による社内孤立などの問題も見受けられるようになりました。

こういった背景から、当社では社内にカウンセラーを置くことについての検討がなされてきました。

■ダブルジョブ体制づくり

社内カウンセラーの設置にあたって、まずカウンセラー有資格者の確保とカウンセラーが活動できる体制をつくる必要がありました。

企業内で有資格者を確保する場合、一般的には、資格取得者の雇用や人事関係者による資格取得を検討する企業が多いと思いますが、当社ではSEである私が産業カウンセラー資格を取得したため、現場社員がカウンセラーになりました。

そして次の準備は社内の体制づくりでした。当社では元々会社のメンタルヘルスへの対策がいくつかあり、また現場からも「メンタルヘルスへの知見があってSEの仕事を理解できる人がいてくれると現場の管理職も助かる」との声がありました。このような背景もあって、社内カウンセラーを置くことについて会社の了承を得られ、今までのSE業務と社内カウンセラーを兼務する「ダブルジョブ」の体制が整いました。

■メンタルヘルスとキャリア開発

当社社内カウンセラーの主な活動内容は、「メンタル系休職者の職場復帰支援」「メンタルヘルス不調を感じている社員のフォロー」などです。

社内カウンセラーとして活動を始めてから、社内のトイレや休憩コーナー等の何気ない場所で、「周囲に心配な人がいるのですが、どうしたらいいでしょう」と社員から相談される機会が出てきました。相談してくる人は「心配な人が身近にいるけれど、メンタルのことだし誰にも言えなくて…」という思いがあるようです。おそらく身近に社内カウンセラーがいたことで、このような話をしてくれるのだと思います。

この例からも、現場の社員がどう対応していいかわからず、メンタル不全者が放置される可能性があることがわかります。このような場合に、現場の対応方法を社内カウンセラーが支援することで、メンタル不全に対する早期対応に繋げられていると思います。

他にも、管理職の方から「心配な部下がいて対応に悩んでいる。自分から声をかけることが部下のプレッシャーになるかもしれず、直接本人に声をかけていいものか」という相談もあり、私が管理職の方の代わりに、または同席で話を聴くケースがありました。このような部下に対する悩みは他の管理職の方々もあると感じています。そのため相談者が上司に本音で話せるきっかけをつくる、といった活動もしています。

最近のカウンセリングで多いのが将来への不安です。特に若年層に多く、私はカウンセリングをしながらその対応のためにキャリアコンサルタント（またはキャリアカウンセラー）の必要性を感じました。その対応として私は日本産業カウンセラー協会のキャリアコンサルタント資格を取得し、現在はメンタルとキャリア両方のカウンセリングに取り組んでいます。

キャリア相談の場合、面談を重ねて今後の展望が見えてきたとき、相談者のモチベーションが上がり意欲的な行動や仕事振りが発揮されます。中には転職を考えていたけれども、カウンセリングによって今の仕事に新たな方向性を見つけ出し現在活躍している社員もいます。将来に向けて上昇志向の強い社員は、キャリアアップの手段として転職を選択しがちですが、それ以外にも自己実現する方法は他にもある、という支援をすることで、退職せずに勤務を続ける道に気づいたのだと思います。

■仕事を熟知したカウンセラーのメリット

社員がカウンセリングをすることで、仕事の悩みを理解しやすい、プロジェクトや組織に介入しやすい、キャリア相談に対応しやすい等のさまざまなメリットがあると思いますが、今までのＳＥの経験とカウンセラーの立場を活かした、ダブルジョブ故のメリットもあると感じています。例えば、問題がプロジェクトや組織にあり、一対一のカウンセリングでは相談者の悩みが改善されないケースがあります。このような場合、一般的には、人的問題や仕事の進め方を改善するためにプロジェクトや組織への介入、人事との調整、上司・相談者・社内カウンセラーの三者による面談等を実施して問題解決に取り組みますが、そのときにダブルジョブの立場が活かせていると感じています。

実際にカウンセラーの立場だけでプロジェクトや組織に介入すると、現場の抵抗に会い改善が難しいことがあります。このような状況に対し私はＳＥの視点でプロジェクトの詳細を理解し、人的問題の把握や関係部門への調整などを行い、その後に社内カウンセラーとしてプロジェクトや組織に介入していく、という二役を活用した働きかけを行っています。この活動により、社内カウンセラーが現場に介入しやすいだけでなく、現場の社員とカウンセラーが共に問題改善に取り組む動きができており、ダブルジョブの力が発揮できているのだと思います。

■働きやすい環境づくり

今回ご紹介したダブルジョブの活動は、産業カウンセラーである私自身のカウンセリング経験が浅くても、これまでの仕事の経験を活かしたカウンセリングをすることで、クライアントの高いニーズを満たす成果が出せるものと実感しています。今後は社内カウンセラーを増やして誰でも何気なく相談できる環境づくりのほか、個人のカウンセリングという枠を超えたダブルジョブならではの活動を充実させることで、働きやすい環境づくりを進めていきたいと思っています。

【水越　乙恵】（みずこし　おとえ）
一八年間東京のＩＴ企業にシステムエンジニアとして勤務。産業カウンセラー資格を取得後は健康相談室と兼務になり、復職支援を中心に社内のメンタルヘルス活動を続けている。現在はメンタルヘルス体制強化を目指して社内カウンセラーの増員やカウンセラーどうしの情報共有に力を入れている。

CS（顧客満足）の前提にES（従業員満足）の向上がある

株式会社東京ソワール　人事部課長　FAコミュニケーショングループ長
高木　雄子

■社員の「気持ち」が企業活動に影響

　私の勤める㈱東京ソワールは、総合レディスフォーマルウェアメーカーであり、ウェアおよびアクセサリー類の商品企画ならびに全国百貨店・チェーンストアへの卸売を行っています。フォーマルウェアを通じて日本女性の生活文化向上に寄与することを経営理念とし、日本のフォーマルウェアのパイオニアとして冠婚葬祭時の洋装化を牽引するとともに、その着こなしのルールとマナーを提供しています。二〇〇九年一月に創立四〇年を迎えた、東証二部上場、年間売上高二〇〇億円、社員数約二〇〇〇名の企業です。

私は、入社以来二〇数年、人事部内での仕事を様々に経験しキャリアアップしてきました。

　人事の仕事を通じて感じることは、業務の中には変化するものと変わらないものがあるということです。人事システムや採用・研修のあり方は時代のニーズや会社の状況で大いに変化しますが、変化しない点はそこに人が存在しているということです。会社は社員「人」がいないと動かないのです。また、働く人にとって会社は最も多くの時間を過ごす場所であり、社員の「気持ち」次第で、企業活動にも大きな影響をもたらします。

■社員が求めているコミュニケーション

会社組織は、会社全体の利益のために社員それぞれが各部門のミッションを遂行しています。組織が大きくなればなるほど、各部門の利益が優先され、企業全体の目的を見失うこともあります。時として自分の会社が何のために存在し、自分が何のために仕事をしているのかが見えなくなり、わからなくなることもあるのです。特に、そのただ中にいる従業員一人ひとりは企業全体の目的と部門目的と自分自身との狭間に立たされることで、仕事の意味を理解できずに悩んだり、見失ったりしてしまうのかもしれません。

社内の連絡やコミュニケーションも、社内のポータルサイトなどを活用した情報の共有が進み、情報は均一に届くようになりました。しかし業務が個別化するその一方で、隣の人とメールでしか話さないとか、挨拶をしないなど、個別のコミュニケーションは希薄になってきているのではないでしょうか。社内のコミュニケーションを高めようとレクリエーションや〝ノミニケーション〟など様々な施策を試みている企業もあるようです。

けれども、本当に社員が求めているコミュニケーションのカタチは他にあるような気がしてなりません。それは、自分のことを大切に受け止めてくれる人がまわりにいることや、自分の存在を認めてくれる組織に所属していることなのではないでしょうか。

私は、ここに産業カウンセラーとしての役割が存在すると考えています。人事部は「人の事」を仕事とします。人員の効率やパフォーマンス向上・人事考課・人事異動と、社員が自分の仕事と自分のキャリアを確認するための仕事を行っています。会社という器の中で働く人たちの様々なケアが仕事です。

この業務の中で、社員一人ひとりが、自分の仕事に「仕事の意味」を感じ、自分自身を確かな存在と感じられることが大切です。また、人事部は社内でも守秘義務のもと、あらゆる情報を持っているところでもあります。不安を感じている・仕事の目的を見出せずにいる社員に対して、傾聴を基本とした面談を行うことで、一人ひとりの仕事に向かう力を引き出すことができます。具体的に当社では、新入社員・中途入社社員・人事異動者との面談や昇給昇格者との面談などを行っています。社員の悩み・迷い・不安、時には喜び・期待を受容的共感的態度で聴くことが、社員の自らの成長力を援助することと考えています。

一人ひとりを大切にした対応

私は、産業カウンセラーとして活動する一方で、企業の中で一人ひとりの社員がお客様に対する視点を持つことの大切さを感じています。

企業で働く者は、だれから給料をもらっているのでしょうか。会社から、社長からという答えもあるかも知れませんが、私は次のように考えます。お客様が自社の商品を買って下さるから企業は売り上げを上げ、企業活動を継続していくことができます。わかりやすく言うと私たちはお客様から給料をいただいているのです。それならばお客様が満足される商品・サービスを創り、それを高めなくてはなりません。その目標を共有して、社員である私たちは心を一つにして仕事をしていくことが重要です。

私はここで、お客様が満足される商品やサービスを提供するためには、その企業の中で働く社員が満足していることが一番重要だと考えています。「The Customers Comes Second」(By H.F.Rosenbluth 1992)。なぜならば、その企業の商品やサービスを生み出すのはその企業で働く社員にほかならないからです。お客様満足を高めるために各企業様々な努力を傾けていることを聞きます。その中でも、笑顔で働くことができる環境を実現している企業で働く社員はとても幸せだと思います。そして、とても満足している社員が生み出す製品・サービスはお客様の満足も向上させることができることでしょう。

私は、社員満足は、給与や環境は当然のことであり、その上の促進要因(意欲要因)を高めることが重要と考えています。もちろん、衛生要因(環境要因)なくして促進要因(意欲要因)のみを高めても本当の満足にはつながりませんから、衛生要因(環境要因)を整備することは必要です。しかしこれは人事部の当たり前の仕事です。その上で促進要因（意欲要因）を高めることが社員満足にとって重要だと言いたいのです。

促進要因（意欲要因）は達成感と承認です。自分の仕事が役に立っているという達成感、自分の仕事を認めてもらうことが何よりのやる気の源なのです。

人事部の産業カウンセラーとしては、社員のモチベーションを高めるために、その技能や知識を衛生要因（環境要因）にのみ活かすのではなく、ぜひ促進要因（意欲要因）の向上に生かしていきたいと考えています。

一人ひとりが生き生きと「仕事の意味」を感じ自己成長を感じながら、暖かい気持ちで仕事ができること。私は、それこそが真の社員満足であると考えています。

一人ひとりを大切にした対応。それこそが企業が長期的に継続的に成長をしていくために人事部ができる役割であると考えます。産業カウンセラーはその知識と技能をもって、働く者を援助していくことができます。また、産業カウンセラーの基本的態度である受容力・共感力は、人に接するうえでの基本的態度でもあると考えています。

そして、人事部の産業カウンセラーとして私は、社内の「保健室」でありたいと思っています。それは、私が小学校のころに感じていた「保健室」です。具合の悪いときに行くとやさしい先生が手当てをしてくれる。病状が重いときは病院に連れて行ってくれる。「家に帰らせなさい・休ませなさい」と担任の先生に言ってくれる。ちょっとイヤになって行くと話を聴いてくれたり、慰めてくれたり、時には叱られたり…。元気な時は少しも思い出さない。そんな存在でありたいと思って仕事をしています。

【高木　雄子】（たかぎ　ゆうこ）
企業人事部の経験から、社員の自律性と企業の一人ひとりを大切にする対応が、企業発展には必要と考える。「〝を〟ではなくて〝が〟……」を様々な場面で実践して行きたい。現職の他NPO法人顧客ロイヤルティ協会研修部長・㈳日本産業カウンセラー協会実技指導者を通して研鑽に努めている。

ワークライフバランスと産業カウンセラー

㈳日本産業カウンセラー協会　常務理事
和田　幸子

少子高齢化に伴う労働人口の減少、雇用・就業形態の多様化、仕事や生活への意識の変化等に対応し、仕事とそれ以外の生活（家庭・地域生活、自己啓発等）を調和させ、それぞれのライフスタイル、ライフステージに適合したものにしていこうとする「ワークライフバランス（ＷＬＢ：仕事と生活の調和）」の取組みが始まっています。

■仕事と生活の二者択一から両立へ

私の産業カウンセリングとの係わりは、一九八九年に産業カウンセラー二級を取得したのがきっかけです。私は勤務先の新規事業開発部門に所属し、勤労者の生きがいや働きがいの支援に関心を持ち「ライフデザイン」研修事業を提案しました。当時は、中高年齢者の就労促進と福祉の向上を図るために、生涯生活設計教育プログラム（ＰＲＥＰ＝Pre & Post Retirement Education and Life Planning Programs）の研修が行われていました。

私も、定年退職を迎える社員に対して、資金管理や健康管理、地域参加など、還暦を迎えて二周目の人生をいかに、夫婦で健やかに過ごすかに焦点を当てた研修を行っていました。そのために、配偶者も一緒に参加するような形式を取っていました。しかし、「六〇歳になってこれからの人生を考えるといっても、それまで会社一辺倒で生きてきたビジネスマンには、転換は難しい。もっと若い時に受講したかった」の声がありました。そこで、五〇歳、四〇歳、三〇歳のライフステージごとの研修に前倒ししました。特に、四〇歳はミドルエイジ・クライシス（中年期の危機）と言われるように、仕事や家庭などの環境、自身の心身の健康など、大きな節目に遭遇します。その人生の節目に、自分の人生ビジョンを描き、その実現のために、仕事・健康・経済・余暇の四つの切り口でライフプランを作成する研修です。

今日のＷＬＢの考え方に出会ってから当時の考え方をふりかえると、仕事か生活かの二者択一の観が強かったように思えます。また、多様な価値観が認められるようなダイバーシティ社会になり、ライフスタイルやワークスタイルなどの選択肢そのものが増えています。年齢を区切りとしたライフステージよりも、もっと個人に焦点を当てた考え方が望ましいと思います。

■ＷＬＢの普及と産業カウンセラーの役割

昨年、厚労省から全基連が受託した、「仕事と生活の調和推進に係る専門家のあり方」検討会に参加しました。この「専門家」には、企業にとってのＷＬＢ支援の必要性、ＷＬＢを実現できる社会を実現することの必要性、休業や短時間勤務制度が円滑に利用できる環境整備、両立支援制度と人事処遇制度の接合、仕事管理・時間管理、職場風土や管理職の意識改革、社員一人ひとりのＷＬＢ啓発などについて、プレゼンテーションやコンサルテーション能力などの専門性が求められることが合意されました。「専門家」の候補が提案され、企業の人事労務担当者や社会保険労務士、中小企業診断士など企業の人事労務管理や経営に関する基礎知識を有する者の一員として、産業カウンセラーも含まれています。産業カウンセラーへの期待役割は、企業の従業員を対象として、ライフキャリアの考え方を基に「自分にとって望ましいＷＬＢとは何か」を考え、それを実現できるようなライフプランとキャリアプランを立てられるように啓発・支援することです。

産業カウンセラーは、勤労者の上質な職業人生（QWL：Quality of Working Life）の実現を援助し、産業社会の発展に寄与することを使命にしています。産業カウンセラーに求められる専門能力が、カウンセリング領域だけではなく、産業組織・人事労務管理・労働関係法令などの領域も含まれていることが、WLBの啓発・支援には奏功するといえます。

『産業カウンセリング入門』（日本文化科学社）によると、産業カウンセラーが受ける相談内容として、①職場の人間関係、②心理障害、③家族問題、④職場適応不全、⑤キャリア問題、⑥職場外の人間関係、⑦リストラ関連、⑧心身症、⑨意欲低下、⑩精神障害、などです。これらの問題の背景には、企業の人事戦略・人事制度・職場風土・管理職の意識などがあり、他方で個人の価値観・信条に基づくワークスタイルやライフスタイルなど、WLBの取組みと関係します。その視点を付加することにより、産業カウンセラーの支援が一層充実・強化されると考えます。

■産業カウンセラーがWLB実現を率先して

WLBの啓発とは、WLBの考え方の理解、生きがいや働きがいなど自らの価値観の明確化、こころと行動における欲求と葛藤と防衛規制の理解、心理的職業的発達課題と対処法の理解、WLB実現のための時間や情報など諸資源の活用です。

こころと行動における欲求と葛藤と防衛規制の理解としては、パーソナリティ理論の理解です。心理的職業的発達課題と対処法としては、例えば、「一生を通して、人はいかに多様な役割を果たし、それぞれの役割が相互に関連しあっているか」（Super, D.E.）、職業を含むさまざまな役割の組み合わせとしての「ライフキャリア」の視点が考えられます。また、WLB実現のためには、「時間資源」の有効活用がポイントであり、それは、時間当たりの「生産性・効率性」、時間配分の「優先順位」、時を見計らう「タイミング」の三点です。また、「情報資源」では、支援制度と支援内容の理解、活用方法の理解などです。

産業カウンセラー資格の保有者は、約三万七〇〇〇人。性別・年齢・就労・業種・職種・地域など多様です。日本産業カウンセラー協会は、豊富な人材と広範な地域をカバーし、全国に一三支部のネットワークが展開されています。私は、産業カウンセラーの方々に対して、自ら率先してWLBを実現することを期待したいと思います。WLBの啓発の内容は、産業カウンセラーの方々には既知の内容なのです。産業カウンセラーのWLB実践が、企業へのWLBの普及活動の足掛かりになり、企業発展への貢献に繋がると確信します。

【和田　幸子】（わだ　さちこ）
情報機器の製造販売会社に勤務し、昨年九月に定年を迎えた。品質管理、人事労務、環境保全、内部監査など、異動先では「教育」を常に担当してきた。㈳日本産業カウンセラー協会とは、「傾聴」の習得がきっかけで、爾来、養成講座の実技指導や運営にボランティアで係わってきた。現在は、常務理事として、産業カウンセリングの持続的発展に貢献したいと願っている。

第四部

こころのケアなど

パニック障害　適応障害の事例から

シニア産業カウンセラー
河野　裕子

■突然襲う激しい動悸や呼吸困難

パニック障害は、最近、テレビや新聞などで頻繁に取り上げられるようになり、一度はこの病名を目にしたことがあると思われます。この病気は働き盛りの方が罹りやすいメンタルヘルス不全の一つです。

ある日、突然、激しい動悸や呼吸困難に襲われ、手足がしびれて〝このまま死ぬのではないか〟と極度の不安にさせるこの病気はいったいどんな病気なのでしょうか。

(1)　新人研修期間に救急車で運ばれたW氏

二二歳まで地方都市で暮らし、地元の大学を卒業後、東京の高層ビルが立ち並ぶベイエリアのIT企業に就職したW氏。初めての東京一人暮らしと通勤ラッシュで緊張感がピークに達したある日、電車の中で突然息苦しさを感じ、途中下車して、ホームのベンチに座っていました。

「落ち着け、次の電車に乗らないと遅刻するぞ…。」と自分に言い聞かせますが、息苦しさは治りません。そのうち手足がしびれて感覚がなくなった頃、ベンチで倒れてしまいます。すぐに駅員がかけつけ、救急車を呼んで病院に搬送され、検査を受けます。

てっきり心臓の病気だと思っていたW氏に、医師から告げられた病名は『パニック障害』でした。

(2)　パニック障害の起こり方

パニック障害は、その名のとおり、突然パニックになる不安発作です。不安発作とは、激しい動機や息苦しさ、めまいや手足のしびれなどと共に現れる〝不安〟を中心とする発作です。

その不安は死ぬのではないかと思うほど強くなることもあり、救急車を呼んで病院に駆け込むことも少なくありません。

しかし、パニック障害の発作はしばらくすると治まります。数時間も続くことはなく、長くても三〇分くらいです。異常がないからといって病院を出ますが、また、起こるのではないかと常に不安になります。このまた起こるのではという不安を『予期不安』と呼んでいます。

(3)　明るく健康な人にも起こる

以前、この病気にかかる人は、離別や死別など強いストレス状況に置かれた人や神経質な性格な人に多いとされていましたが、最近、職場でみかけるパニック障害の方は、必ずしもそのような状況下や性格の人だけではなく、明るく健康的な人にも多くみられます。

■パニック障害の原因と治療

パニック障害の原因はまだ解明されていませんが、最近は、脳内神経伝達物質のセロトニンとノルアドレナリンのバランスが乱れることで発症すると考えられています。そこで、治療法は、薬物療法によって乱れた脳内神経伝達物質のバランスを調整する方法がとられています。

このお薬はＳＳＲＩ（選択的再取り込み阻害剤）といって心療内科などで処方してくれます。ＳＳＲＩの作用の仕組みについては説明を省きますが、従来の抗うつ薬や抗不安薬に比べて副作用も少なく、安心して飲んでいただける薬と医師や薬剤師など専門家が太鼓判を押しています。

筆者はカウンセラーですが、パニック障害の方には、薬物療法を最初に勧めます。薬物療法により発作を抑えられるようになったところで、予期不安や心細さについて十分に話を聴いていくようにしています。

(1) 日頃の予防法

過度の不安や緊張、自分を抑えることなどからストレス過剰状態となって脳内神経伝達物質のバランスを乱しやすくしてしまうことがあります。そこで、日頃から心がける予防法を身につけましょう。

○自分が好きなリラックスタイムをみつける。

こういうときが一番好きな時間なんだと知っておくことが大切です。よくパニック障害の方にどんな時が一番リラックスしていますか？と質問すると、「最近、そういうことを考えたことないですね。」と仕事に忙殺されている日常が垣間見られることがよくあります。

張りつめてばかりいたのでは、どんな人もコントロールを失います。

○スポーツの習慣を身につける

前に述べた神経伝達物質の活性化には、二〇分くらいのジョギングや水泳、エアロビクスなどの有酸素運動が効果的なことがわかってきました。一日中同じ姿勢で仕事をしている人には特にお勧めです。

■はっきりとした原因で起こる適応障害

明確なストレスを経験した後の三カ月以内に起こる、抑うつ気分や不安などをいい、環境に順応していくと六カ月以内に症状が消えていくことを『適応障害』といいます。ただ、ストレス要因が長引いたりすると六カ月を超えても症状が続く場合もあるようです。抑うつ気分といっても、うつ病のようなひどい落ち込みまではいっていないため、うつ病などとは区別されています。

はっきりとした原因とは、親しい人との離別や死別、転校や転勤、転職とそれに伴う引っ越しや、耐え難い変化に無理矢理合わせなくてはならないことなどがあげられます。

(1) 夫の転勤で適応障害になったKさん

関西のある町で三五年間暮らしていたKさんは、夫の転勤により東京の下町へ引っ越しました。友人も知人もいないKさんは引っ越して一カ月あまり経ったころ、家から一歩も出ずに一日中ぼんやりとして過ごすようになります。子供や夫が話しかけるとすぐに涙ぐみ、「ここは私におうてへん」といいます。夫は関西へ戻れないか職場と交渉しますが、うまくはいきません。そこで、カウンセリングに来ました。

私は、自然な形で環境に適応していくことを提案。すると、以前から興味のあったパッチワークの教室に通い始めました。そこで近所のおいしい店のうわさ話から子供の通う学校の評判などを知るようになり、半年後のクリスマスには自宅でパーティーを開けるまでになりました。

(2) 何事もほんの些細なきっかけから好転

Kさんのように適応障害の多くの方は、ちょっとした変化や些細なきっかけから好転することも少なくありません。落ち込みが強く、食事もとれなくなったりしたら、心療内科を訪れ、お薬を出してもらうのも大切ですが、声をかけてくれる近所の方などとのコミュニケーションも〝そこにいて安心〟という心理を引き出してくれます。

すぐに適応する人より時間のかかる人ほど、深くその環境や文化を知ることができるともいわれています。新しい環境への適応も、無理になじもうと焦ったりせず、はじめは慣れなくて当たり前、じっくりみていこうとするほうがいいでしょう。

【河野　裕子】（こうの　ゆうこ）
平成三年に産業カウンセラーとなり、シニア産業カウンセラーとして起業して来年（平成二二年）で九年目になります。今では、平成三年当時と比べものにならないほど労働環境は激変し、働く人々のカウンセリングに対する期待も、年を追うごとに高まってきていると感じています。これからは働く人々と企業の双方から望まれる産業カウンセリングのあり方を追求していきたいと願っております。

アルコール依存・摂食障害と診断された女性社員の復職まで

キャリア&カウンセリングルーム柏原　代表

畑　登代子

事例概要

○クライエント：A子（三〇歳代前半）会社員

○来談の経緯：企業の嘱託産業カウンセラーとして週三日勤務しているが、産業医から申し送りされたケースである。売店の販売員のA子はアルコール性すい炎の後、腹痛が怖くて食事が摂れないので上司から休職させられている。過去の入院治療で、無理に食べさせられ怖かったので今回は入院を拒否。産業医が鎮痛剤を処方しながら看ているが、何も話さず泣くばかりなので、二時間かけて説教することになってしまうと困り果てた産業医から相談を受け面談となる。

○家族構成：父…定年退職（リューマチ）、母…アルツハイマーで入院中、弟…大学中退（引きこもり）

カウンセリングの経過

○初回面接（X年三月第四週　午後三時〜四時）

うつむいて、時々チラッとカウンセラー（CO）の顔を見るが、首を横に振り無言。COの質問に対して（ほとんど息ばかりのような声で）「五時半頃に起きる。洗濯、父のお弁当、夕食の準備をして出かける。食べられるものはスープ、お粥、プリン、等とCOの質問に長い沈黙の後、やっと答える。仕事がしたい、しかし職場に迷惑がかかる」と激しく涙を流す。

〈どうしたらスムーズに復職できるのかを一緒に考えていきましょう〉とカウンセリング契約をする。

○産業医と職場上司と三者面談（X年三月第四週　午後四時一五分〜五時）

体重が四五キロあるので、リハビリ出社させた方が食べることへのモチベーションが付き、経過が良くなるのではないかと産業医と職場の上司を説得し、午前一一時から午後三時の復職支援勤務で復職できるようご協力をお願いする。

○二回目面接（X年四月第二週　午後三〜四時）

前回に比べ、元気そうな足取りで入室。ジーパンの上に薄い花模様のワンピースを重ね着し、春らしい装いである。

ＣＯに話ができないので手紙を書いたと差し出す。

「職場の上司と面談し、来月から販売員として元の職場へ復職となったが、『摂食障害だと職場の皆に伝えてある。食べられないのはおかしい。会社は働くところで、リハビリに来るところではない。そんな人を働かせていると思われると会社が迷惑する』と厳しく言われた。職場の人に頭がおかしいと思われているのは辛い。どうして良いか判らない」とのこと。

〈それは辛かったねえ。ところで摂食障害とはどこで診断されたのですか〉

「産業医からＯ病院の内科に紹介されたが、そこから精神科に回され、摂食障害だと言われた。自分としては、痛くなるのが怖くて食べられないだけなのに」（激しく泣く）

〈食べられないという意味ではそうよね。でも精神科領域で言われる「摂食障害」という病気ではないと私も思いますよ。ましてや、頭が変だなんてね…。ホントに悔しい思いをされたのですね〉

〈まだ休職して六カ月だから、あせらずゆっくり復職を考えて行きましょう〉と話し合う。

○産業医と職場上司と三者面談（X年四月第三週　午後四時一五分〜五時）

産業医、職場の上司に対して、大学の先生に指導を受け、「摂食障害」ではないことを確認したことを報告する。復職に当たって今の売店の販売員は体力的に無理なので、経理か総務の仕事に戻してもらえるよう再検討を依頼するが、上司は難色を示される。

○三回目面接（X年四月三週　午後三〜四時）

明るい栗色の髪をきちんと分けてピンで留め、薄い花柄の上着に白いスラックス姿。「こんにちは」と挨拶をして入室。

〈一九歳の時、すい炎になったとのことだけど、その辺のこと教えて貰えるかしら？〉

母親が教育ママで、いつも学年で一番でないと許されなかった。中学三年の時、点数や偏差値ばかりの世界がイヤになり、友達と一緒に商業高校に入学。その頃から焼酎、泡盛、日本酒、ウィスキーをストレートでボトル半分くらい飲む。酔わないで最後には眠り込んでしまう。短大では染色や織りを選んだ。自分の中に答えのあるモノが欲しかった。その方面で就職を探したが、見習いの間は三〜五万円の給料だと言われた。イヤなことがあるとアルコールを飲み、アルコール性すい炎を繰り返している。激痛で救急車で運ばれ、入院中は無理矢理食べさせられるので入院は恐怖だ。

〈ご自分の納得いく生き方を求めて懸命に生きてきてこられたのね。どうしたらA子さんらしく活き活きと生きていくことができるのか一緒に考えましょうね〉

○四回目面接（X年五月第二週　午後三時〜四時）

色白の頬にうっすらと赤みがさし、大きな目が印象的である。

〈染めはどんなことをしておられるのでしょう？〉

高校の時、和裁の「エバ合わせ」に興味を持って、反物を裁って柄を合わせるのを習得し、その後短大で染めと織りをやった。さらに専門学校で型染めと染料について学び、今は浴衣の型染めと立体のオブジェを紙、糸、布を染めて作っている。需要がないので、就職は難しい。自分の趣味としてやっていこうと思うので早く仕事に戻りたい。簿記の資格と一〇年の経理の経験がある。退院して直後「頭の変な子」と思われ経理から売店の販売員に回された。ショックで死にたいと思った。ペットのウサギが死んだこともあって、止められていたアルコールを飲み倒し、またすい炎を起こしてしまった。

〈摂食障害ではなく、職場の「適応障害」ではないでしょうか？〉と病理について説明する。

○産業医と職場の上司及び人事部長との面談（X年五月第二週　午後五時～六時）

いきなり売店の店員に左遷された「職場の不適応状態」が引き金で、アルコール性すい炎を引き起こしたことを説明し、自宅から通えるF工場の経理部への配転を検討してもらえないかと提案する。

○五回目面接（X年五月第四週　午後三時～四時）

見違えるようなすっきりした表情で入室。

F工場の経理に配転が決まった。取りあえず、午前一一時～午後三時の復職支援勤務でゆっくりやっていきたい。ほとんど鎮痛剤を飲まなくても食べられるようになった。アルコール性すい炎は繰り返さないようにしようと思う。

〈よかったですね。困ったことがあれば、いつでもまた相談に来て下さいね。〉

産業カウンセラーは産業医、職場の上司、人事部と連携をとりながら、働く社員一人ひとりのキャリア形成の支援や復職支援、メンタルヘルスの予防に取り組んでいます。

【畑　登代子】（はた　とよこ）

不登校の子供を持つ親のためのファミリーカウンセラーを振り出しに、中高年再就職支援のキャリアカウンセラー、企業におけるメンタル不全者をサポートする産業カウンセラー等、二十数年間に渡り、色々な分野でカウンセラーとして働いて来た。「イキイキと自分らしく生きる」ことを支援するために役立てるカウンセラーとしてがんばっている。

震災復興は自分再生から家族再生、そして地域再生へ

㈳日本産業カウンセラー協会　上信越支部　新潟事務所長
堀内　一恵

中越大震災で、NPO団体や個々人が見えない壁を乗り越え、協働で取り組んだこと

■救援物資は「こころ」とともに届けて！

平成一六年一〇月二三日は、三か月前の「七・一三豪雨水害」とともに、新潟県民にとって忘れてはならない日となりました。震災直後の情報は現地ボランティアセンター入りした友人から入手し、全国各地の友人たちから申し出のあった多くの救援物資は我が家宛として、私は後方支援にあたりました。刻々と変わる被災者の要望には、生きていくためのもの、安全・安心につながるものを最優先させ、被災状況・規模・余震・地域性を勘案し中身の確認と仕分けをして、一週間後にようやく長岡と小千谷に入ることができました。

しかし、そこで目にしたものは、体育館の外にまではみ出した救援物資の山と格闘しているボランティアの姿でした（報道の力は凄い！）。私が持参した物資は、報道陣が入れないため、情報過疎となっていた川口町へ向かう仲間に託しました。仕分けのとき、友人を通じて届いた救援物資の中に、本来の色は何色だったんだろうと考え込んでしまうほど汚れきった衣類があり、怒りより悲しさで心が塞がってしまいました。〈教訓：救援物資はキチンと仕分けし、中身の明記が絶対必要です。特に初期段階では〝こころ〟を込めて！〉

道路が寸断されたなか、被災地に居住する友人たちの安否確認は困難を極めました。怪我人がいなかったことは不幸中の幸いでしたが、家の損壊状況は想像以上でした。小千谷で幼稚園を経営する友人を訪ねたとき、大きく亀裂の入った二階の隙間から階下が見え、言葉を失ってしまいました。それでも「なんとかここで再開したいの」という友人に返す言葉も見つけられず、しっかりと手を握るしかなかったのです。

被災者への「心のケア」は、各地のボランティアセンターから「来るなら個人でなく、長期的にチームを組んでサポートして欲しい。どんなに短くても三日以上は続けて欲しい」との要望があり、余震への不安や遠隔地であり冬場の豪雪を考えると、この段階での長期的なサポート体制を組むことは絶望的でした。むしろ、中途半端な関わり方では参加する側の自己満足で終わるか、お互いの信頼関係が損なわれる恐れさえあるため、誠に残念でしたが、全国から協力の申し出をしてくださった皆様にお詫びしつつ参加を断念しました。

■ボランティア全体のコーディネートを

協会では、いち早く無料の電話相談を開設しましたが、新潟事務所でも七・一三水害のときと同様、県に対してボランティア支援の申し入れをしました。残念ながら「民間団体や市民からの申し出は一切、受けつけていませんので」と丁重に断られました（後の新聞社説に「県は質の高い心のケアを確保するため一般の申し入れはすべて断った」と掲載されていました）。しかし、現場では、独自に、学生、NPOなどによる心のケア活動は早い段階から行われており、混乱の続く被災地のボランティアセンター受付には『急募！こころのケアできる方』、『看護・介護資格を有する方　急募！』の張り紙が大書きされており、被災現場のニーズと統括行政とのミスマッチが明らかになりました。ボランティアをコーディネートする人材がいないことが混乱を極めた原因と思われます。まして、被災地情報の一元化は望むべくもありませんでした。

その後、七・一三水害時に三条市勤労青少年ホームの要請で被災者の相談ボランティアを実施した実績を踏まえて、長岡市勤労青少年ホームで相談員をしている会員から、「長岡市でも見過ごされがちな若者たちの不安な気持ちを受け止めたい」と電話がありました。早速ボランティアを募り、長岡市とも連携をとりつつ一一月初旬から翌年三月末まで被災者の相談ボランティアを実施し、参加者から感謝されると同時に励まされました。

■市民の力で家族・地域コミュニティ再生シンポジウム

県が主導する「こころのケアチーム」は年末を控え、懸念されている「災害弱者」への接し方について、教師や介護の担当者・保健師等を対象に研修会や、現地での聴き取りを行うなど不眠不休で取り組んでいました。

こうした取組が展開されるなかで、子どもを抱える被災者が『行政は子どもやお年寄りにはこう接しましょうと言いますが、私たちだって切ない。怖いんだよねぇ』と漏らしたのです。そんな切ない思いに多く触れたことをキッカケとして、「『地域又は家族を守れない駄目な私』と自分自身を追いつめず、重荷を下ろすことで心を軽くすれば家族にも温かく接していける。そうして生まれた活力を復興や地域再生に結びつけてもらいたい」と考え、思いを同じくするＮＰＯの仲間たちと共に、自主シンポジウムを企画しました。

キーワードは〈家族再生〉。震災は集落が寄り添う中山間地を広範囲に襲ったため、復興はコミュニティの再生であり、コミュニティの最小単位を「家族」と位置付けました。

「震災後の家族再生・地域再生を考える実行委員会」には、様々な組織や行政職員、被災者もすべて個人として対等に参加してもらいました。被災したメンバーから『俺たちは災害弱者という目だけで見られたくない。当面は弱者かもしれないが復興を成し遂げる当事者でもあるんだ』と言われ、はっとしました。心の安定に向けたセルフケアの重要性をあらためて痛感させた言葉でもありました。

シンポジウムは、第一部が「震災後のこころの危機」をテーマに亀口憲治・東大大学院教授の講演、第二部が「これからの地域コミュニティー再生に向けて」と題したパネルディスカッションや、全員参加の意見交換としました。また、別室では赤十字奉仕団がマッサージセラピー体験を、親業インストラクターたちが聴き方体験を、産業カウンセラーたちが相談を担当してくれました。『ウィルながおか』の全面協力に加え、文字通り、官・民・地域・被災者・支援者などあらゆる枠を超えての協働でした。

お昼時の、畳にちゃぶ台、被災地で作ったアツアツの『復興弁当』を食べながらの談笑も好評でした。

■支援者のための心のケアも

被災地の人たちは我慢強く、人前で感情を露わにしないため、マスコミの取材には、笑みを浮かべて感謝されるので、ともすると誤解される部分もあります。長い人生の中で「土地に生きる知恵」として培われてきた地域性を考慮しつつ、それ故に起きる問題点を埋没させない仕組みづくりが必要だと思います。

その後、県の自殺予防対策会議で、こうした経験を踏まえて、「被災者に接する支援者のための心のケア対策も欠かせないのではないか」と、事例を交えて問題提起させていただきました。

（執筆者は「あったか森の仲間たち」主宰）

【堀内　一恵】（ほりうち　かずえ）
三五年間勤務した製薬メーカを早期定年退職する際、自分の人生をどう歩きたいのか真剣に考えた時「より多くの人の心育てに関わり、心と心を繋ぐことに役立ちたい」と気づきました。以来、㈳日本産業カウンセラー協会での活動のほか、「あったか森の仲間たち」を主宰し、絵手紙指導、生きづらさを抱えた若者の自立支援、男女共同参画、子育て支援等々、多くのＮＰＯ活動に奔走しています。

メンタル不調とライン管理者の対応

東京産業保健推進センター　相談員
古山　善一

ライン管理者は部下を使って仕事の成果をあげなければなりません。過去と他人は変えられないといいますが、変えられるはずのない他人である部下にいい仕事をさせることは、たやすいことではありません。

私は、これを「部下に関心を寄せ育てる」役割と考えることで、解決できると考えています。一人ひとりの部下に関心を寄せることがメンタルヘルス対策であり、部下を育てることが職業能力の向上、キャリア形成の促進というわけです。厚生労働省の「心の健康づくり指針」の中で、ラインによるケアの役割が最も重要であるといわれているのは、このことをできる立場にいるからです。いきいき働いている人は心の健康度が高く、仕事に打ち込めないでいる人はメンタルヘルスで何らかの問題を抱えていたというのが、ライン管理者として一〇年以上勤務した私の実感です。どうすれば多くの部下が心の健康度を高めながら働けるか、それは管理者が共通して抱える課題でしょう。

■気づく　気にする　気にかける

「あれっ」、「おやっ」といつもと違う部下に気づいたら、それとなく注意を払い、見守ること、声をかけることが問題の早期発見や予防につながります。「どうかしたの」とか「ちょっと元気がないようだけど」と声をかけたときに、「実は…」と気がかりなことの話が出るようならしめたものです。偉そうに批判したり、いい格好をしてアドバイスしようなどとは思わずに、気持ちを相手に集中して「そうか、そうか」と聞き、相手が話し終わってから自分の考えを言えばよいでしょう。きっとあなたの職場は日頃からコミュニケーションが良く、リーダーも信頼されている、風通しのよい職場なのですから。話を聞いてもらっただけで、悩みがはっきり見えてきて、気が楽になることは私たちもよく経験することです。

周囲がメンタルヘルス不調かなと気づいたときには、問題が相当深刻化していることがあります。声をかけても「別に」とか「何でもありません」と、暗に介入してほしくないという反応をすることも多く見られます。そのような場合には、「そうか、元気がないようなので心配なんだけど」、「何かあったらいつでも相談に乗るからね」と言う程度でとどめておくことです。リーダーが自分自身の不安を解消するために、「なぜ」「どうして」と無理やり聞き出すようなことは避けるべきです。土足で心に踏み込むようなもので、相手はますます心を閉ざしてしまいます。いったんは引いて「気にかけている」サインを送り続け、本人から話し出すのを待つことです。

介入すべきとき

不調が表情や態度にとどまらず、遅刻、無断欠勤、ミスなど、仕事にかかわる影響が出たときには、リーダーは断固として介入しなければなりません。この仕事が続けられないようなことになっては、本人も会社も困るのだという立場で、あくまでも相手を支援するために、人事や健康管理担当と連携をとりながら介入します。ここで見て見ぬ振りをすると問題をこじらせます。あとで担当が気づいたときには手遅れになっていたということは、多くの会社でよくあることなのです。

面談は、①相手のプライバシーを守れる環境で、②仕事上の不都合な事実に基づいて、③何が問題なのか、どうすれば改善できるのか、④そのために会社として何ができるのか、という観点からじっくり話を聞く形で行います。ポイントは、相手を責めるのではなく、どうすれば気持ち良く働くことができるのかを、相手とともに考える姿勢です。

メンタル不調の変化が見られるとき

話のなかに心身の不調の訴えがあるときは要チェックです。特に、眠れない、朝起きられないという訴えはメンタル不調の兆候であることが多いといわれています。悩み事を抱えただけとは思われず、メンタル不調が疑われるときには産業医や専門医と相談して、会社として健康配慮の方法を講じます。メンタルの問題は複雑な要素が絡み合っているので、専門家でも診断が難しいといわれていますから、素人判断は禁物です。職場では、あくまでもその人の行動による仕事上の影響を問題にすべきであって、原因が何であるかとか、どう対応したらよいのかという病気に関する部分の判断は専門家に任せるべきです。放置したり、誤った対応をすると責任は上司が負うことになりかねません。

難しいのは受診の勧め方です。考え方は、「具体的な仕事上の問題点」を指摘して、それを防ぐために「仕事が十分に出来る状態で出勤して欲しい」ということです。言葉を変えると、労働契約に基づき提供する労働に関して「自己保健義務」を果たし、自己管理に務めてくださいという指示です。そのひとつの策として医療機関に受診したらという提案をします。日頃から信頼関係があれば、「私が心配だから」「良い医者を知っているから」「何もなければ安心できるから」などと、相手の立場に立って勧めることもできます。

■ダメな部下は上司がつくる

部下を育てる秘訣は、良いところを見つけて伸ばすことです。上司が期待するから、部下はそれに応えて成長するもので、昔から目をかけた部下は伸びるといいます。この反対がダメな部下をつくるのです。

管理者の仕事は、部下を「気持ちよく働かせて、いい仕事をさせる」ことに尽きるのです。リーダーシップのとり方、ほめ方、叱り方、ミーティングの持ち方も、ワンパターンではなく一人ひとりを大切にする視点から工夫してみましょう。それが、職場でメンタル不調を予防する最良の道なのです。

▼こんな上司が部下をダメにし、うつに追いやる

一、威張散らす上に、ケチな上司（ちなみに、このような上司は定年後も嫌われる）

二、仕事の要否・緩急・軽重を見極められない、つまり、仕事がわかっていない上司

三、部下を育てる視線がなく、誉めること・誉め方を知らない、あら捜し専門の上司

四、部下の話を聴かない、部下の気持ちがわからない・わかろうとしない上司
五、独断的で、自分の立場からしかモノを見られない上司
六、建前だけでモノを言い、日頃から、言うこととやることが違う上司
七、窮地にある部下を冷たく突き放すだけで、手を差しのばすことをしない上司
八、自分を語らない、仕事の目的や構想を語らない、問われても教えない・教えられない上司
九、叱らない・叱れない、叱り方が下手で、人前だろうとあたり構わず怒鳴り散らす上司
一〇、部下の個性や力量に関係なく、全員一律にノルマを与えることしか考え付かない上司
一一、サークルの乗りの延長線にあるお調子者、身勝手、保身、何でも他人のせいにする上司
（「うつを防ぐ二〇のヒント」改訂版から　㈳全国労働基準関係団体連合会発行　定価三五〇円）

以上、要するに、リーダーシップとは無縁であって部下を人として尊重しない上司が、部下をダメにする最強のイレブンといえますが、誠に残念ながら、当のご本人は気づいていないものなのです。

（㈳日本産業カウンセラー協会　常務理事）

【古山　善二】（ふるやま　よしかず）
三六年間東京を中心に労働基準監督官として勤務し、職場生活で大切なことは「気持ちよく働いて、良い仕事をする」ことであると気づいた。二期四年間、㈳日本産業カウンセラー協会常務理事を経験し、現在は東京産業保健推進センター相談員、全国労働基準関係団体連合会などで非常勤職員として勤務している。これからも産業カウンセラー・産業カウンセリングの応援団でありたいと願っている。

自殺予防と電話相談

産業カウンセラー
山口　志治子

『働く人の電話相談室』を開設

「自殺」という言葉を聞くと皆さんはどんな気持ちになりますか？　悲しいと思うと同時に、死ななくてもどうにかなったのではないかと思う人が多いのではないでしょうか。自殺死は隠されていることも多く、タブー視されてきました。

日本では交通事故死の五倍にあたる年間三万人以上の人が自殺しています。しかもそれが九年連続しているのです。三万人といわれても、五倍といわれてもピンとこないので、自分の周りに目を向けてみました。するとどうでしょう、過去一〇年くらいを思い起こしてみてびっくりしました。友人の娘さん、高校時代の友達の息子さんなど、最近では挨拶をかわしていた近くの奥さんが自殺しています。二人目のお子さんはまだ赤ちゃん、残されたご主人にどのように声をかけていいのかわからず、なるべく顔をあわせないようにしていたように思います。結局、何と五人を数えることになりショックでした。それに引き換え交通事故死は一人も思い浮かびませんでした。昨夏、義兄が交通事故で大怪我をしましたが、幸い命に別状はありませんでした。自分の周りに目を向けてみて、三万人という重さを実感しました。

自殺は自分の周りで起こっている問題です。他人事ではありません。ということは自殺による人生の終止符を防ぐ、止めるチャンスはみんなが持っています。自殺へ進む道に一時停止の標識を立てることで、自殺防止の一役を担わなければならないと思いました。私たち産業カウンセラーは周りの人がどんなふうにかかわればいいのか教育することも含めて、その予防に役立てる存在になれると思っています。

今年、世界自殺予防デー（九月一〇日）と日本で初めての自殺予防週間にあわせて、㈳日本産業カウンセラー協会は、九月一〇日～一六日の一週間『働く人の電話相談室』を開設しました。全国展開となって、全国では二五〇人の、東京では日頃電話相談員として活動している産業カウンセラーが延べ八〇人以上配置され、私も一員として参加しました。

■職場の問題を中心に様々な相談が

今回の『働く人の電話相談室』では相談内容を、職場の問題、キャリア形成の問題、自分自身のこと、メンタル不調・病気、家庭の問題、生活全般、その他に分類しています。このように幅広い分野にわたる内容に対応できるのが産業カウンセラーの特徴です。

相談件数は『働く人の電話相談室』にふさわしく、職場の問題が一番多く三一％となっています。その内訳としては人間関係と長時間労働などの労働条件が多くを占めています。また、働く人の電話相談と銘打っているのですが、働いていない人・働けない人からの電話が多かったことも特徴です。多くの人が学歴やキャリア不足・年齢などがネックになって働く場を確保できなくて苦しんでいます。メンタル不調で仕事を辞めた人、辞めさせられた人では職場復帰や再就職が難しくなっている例も多く見られました。就職活動がうまくいかなくて、働く意欲が低下してしまい生活の不安を訴える、せつない声が受話器を通して伝わってきました。働きたくても働けない人の相談は通常の電話相談にも数多く寄せられています。

「生活全般」の相談内容では金銭問題、多重債務が非常に多くなっています。減ってしまった給料の穴埋め、無計画な浪費のせいで生活費が足りなくなった、事業所が不振で給料の遅配など、やむなく手軽なサラ金から融資を受けたものの、返せなくなって返済のために借金を重ね、雪だるま式に増えて多重債務者になってしまうのです。金銭問題、多重債務で電話をかけてくる人はみな早口であることに気づきました。いつも追いかけられている感じなのでしょう。にっちもさっちもいかなくなり、だんだん孤立するとともに視野が極端に狭くなっています。この苦しみから逃げ出すためには「死」しかないと思いつめます。多重債務は「死」への片道特急切符となってしまいます。

■残されたメモ

『働く電話相談室』期間中のある朝、JRの駅で飛び込み自殺がありました。警察が身元引受人をさがすために自宅を探して部屋に入ると、机の上に電話番号を書いたメモが残されていました。その番号に電話したところ、何と『働く人の電話相談室』につながったのでびっくりしていたということです。電話をかけないまま彼は実行したのでしょう。もしかけてくれていたなら救えたかもしれないと思うと残念です。悩みを抱えた人が電話をかけてくるのを待つだけの、電話相談の立場のもどかしさをひしひしと感じました。

■相談電話の受け手として思うこと

「リーン・リーン」。二度のコールで速やかに受話器をとります。「相談したいことがあるんですが」と第一声が飛び込んできます。おおむね話が始まりますが、躊躇している姿が目に浮かぶような沈黙となることもあります。電話は姿が見えない言葉だけのコミュニケーションです。コミュニケーションの大きな部分を占める非言語の部分がわからないので、声の調子に注意を払いながら聴いていきます。かけてきた人がガチャッと電話を切る、相談を中止することはいつでもできるのです。基本的には一回きり、双方とも匿名です。相談といっても面接とはかなりの違いがあります。集中力を発揮して傾聴して、共感的応答をする、とても疲れる作業です。かける方は気軽に利用できるという利点がありますので、求められることは多岐にわたります。さびしいから話し相手になって欲しいという方や、単に情報収集の方もあります。

死へ向かうとき切羽詰って、恐ろしさに耐えかねてかけてくれたときは、受け止めて生きることへつなげなければなりません。役に立っていると手ごたえを感じたときは、ほっとした気持ちとやりがいを感じます。でもすぐその気持ちは切り替えて、平穏な気持ちとなって次のコールに備えなければなりません。世の中には悩んでいる人がこんなにたくさんいるのだと思うと、元気で相談を受ける側にいる自分の幸せが申し訳ないような気持ちになります。

電話相談を受けていると、生きがいをもてないことが悩みを多くしているように思えてなりません。生きがいは幸せの青い鳥のように探して歩くものではなく、当たり前の暮らしの中から気づいて自分の手で育てていくものだと思います。つまずいた石ころを拾い上げるとそれが生きがいになるかもしれない、日々の生活の中で気づいてほしいと思います。

【山口　志治子】（やまぐち　しじこ）
二五年間、東京港区で婦人服の製造及び販売に携わっていました。お客様も従業員もすべて女性だったことから、女性の生き方に関心を持ち「女性らいふぷらんの会ぽぽ」を立ち上げグループ活動を続け、女性のためのキャリアプランやライフプランの講座を女性センターなどで開催しました。その際、個別対応の必要性を感じて学んだカウンセリングを活かして、現在は㈳日本産業カウンセラー協会で実技指導や電話相談をしています。

早期発見と予防に役立つお試しカウンセリング

虎ノ門カウンセリングルーム　産業カウンセラー
梅田　福一郎

心の病は早期発見と予防が大切と言われて久しくなります。しかし、相談機能を持つ企業でも、健康診断やメンタルヘルス管理者研修や相談業務以外に早期発見と予防対策に良い方法が見つかっていないのが現状と言えます。

私が外部の産業カウンセラーとして二年前から関わっている企業で実験的に始めた「お試しカウンセリング」が、早期発見と予防に一定の効果を上げているので、その事例を紹介します。

■事業の源泉は人が生み出す技

S社は創業三〇年を迎えたコンピューターソフト会社です。社員数は一五〇名、うち一三〇名がSE（システム・エンジニア）という技術者集団の会社です。

S社はコンピューターソフト開発という高度な知的技術を必要とする業種の性格上、大学院卒など高学歴な社員が多く、人材が経営資源の中核的な資産になっています。それゆえに、職場環境整備と社員の健康管理には細心の注意を払ってきました。

S社では「事業の源泉は人が生み出す技、技術にほかならない」という理念を基に「ひと、だからできること、技術者として担うにたる仕事をしたい」という思いで社員に接しています。健康管理としては、早くから産業医による健康診断と保健師の健康指導が行われていました。しかしメンタルヘルスについては、心の病が顕在化してからの対応でした。

■全社員参加のお試しカウンセリング

社員数の増加に伴い、メンタル面で不調を訴える社員や休職者が発生するようになってきました。S社の衛生安全管理責任者の管理本部長は、心の病になる前に早期発見と予防に役立つ良い方法はないかと考えていました。

このため二〇〇五年一〇月から、EAPサービス（Employee Assistance Program）を導入し、外部の産業カウンセラーとの契約をスタートすることになりました。そこで考えられたのが、全社員参加のお試しカウンセリングです。

お試しカウンセリングの仕組みはいたってシンプルに出来ています。水曜日と金曜日の午後、一六時から一九時の間に各三人、一人五〇分のカウンセリングを幹部社員から順に全社員が受けるということです。

お試しカウンセリングが機能するのは全員参加にあるとS社は考えました。とくに幹部社員が率先してカウンセリングを受けることで、メンタル不調を起こした部下との接し方や、早期発見の対処方法を学ぶことができ、一方、社員は自分でも気づいていないストレスや過労を早期に発見することができると考えました。

カウンセリングを体験することで、ストレスが溜ったときの解消法や、ちょっとした悩みを気軽に話せる場があることを理解することが、メンタルヘルスの早期発見と予防になると想定しています。

■インテーク（初回受理面接）時の問診票

お試しカウンセリングのインテーク（初回受理面接）時には、問診票の記入が義務づけられています。問診票には下記のようなお試しカウンセリングの目的と意義が書かれています。

一、メンタルヘルス（精神衛生）という領域があることを知っていただく。
二、メンタルヘルスに興味を持ち、自分でストレスマネジメントができるようになる。
三、ストレスや過労でメンタルヘルスにダメージを受けないよう早期発見に心がける。

問診票の内容は、氏名、生年月日、住所、家族構成、担当業務、勤続年数などの基本的情報がベースになっています。本人の健康状態を理解する上で、睡眠、体調、生活、治療について聞いています。相談内容については、職場内のことと、職場外のことをチェックシートで記入できるように工夫してあります。例えば職場内のことでは、人間関係（上司との問題、部下との問題、同僚との問題）。技能・能力の問題。給与・待遇の問題。職場環境や業務内容の問題などを聞いています。

職場外のこととしては、家庭のことや本人自身のことについて聞いています。夫婦の問題、子供の問題、介護や扶養の問題、恋愛・結婚問題、経済問題、健康問題、法律問題など個人の問題を詳しく聞いていきます。

■信頼関係をいかにつくるか

お試しとはいえ初対面のカウンセラーにいきなり悩みを話してくれる人は少数です。そこで五〇分の初回面接でいかに信頼関係を作れるかが求められます。

最初の一〇分はとくに全神経を集中する必要があります。相談者の顔色や態度に気をつけながら問診票に添って仕事の内容や体調などを聞いていきます。睡眠の短い人や、浅い人はとくに詳しく体調を聞くようにしています。

当然のことですが、話の内容についての守秘義務や、五〇分の使い方は相談者が好きなように使ってよいと伝え、できるだけリラックスして相談者のペースで話をしてもらうように気をつけています。人間関係や個人的な問題については、いきなり話してくれる人は少ないので信頼関係が芽生えた時に質問するようにしています。

カウンセリングを継続した方がよいと判断した人には、その場で心理テストを行い、結果を説明しながら再度来所するように勧めています。状況によっては直ちに精神科医を紹介し、受診を強く勧めることもあります。

■お試しカウンセリングの効果

お試しカウンセリングの実施回数は二年間で延べ三四五回に上りました。内訳は、初回面接のみが一一四回、リピート面接が二二一回です。初回面接で軽いメンタル不調が見つかり数回のカウンセリングで解決した人が六人。精神科医に通い投薬を受けながら働いている人が七人で、この人たちはカウンセリングも継続しています。

お試しカウンセリングの効果は、導入以前との比較データはないものの社員に受け入れられています。最近では相談室にメールで直接申し込んでくる人が増加し、月に一回のカウンセリングでストレスを解消している人も数名います。さらに現場管理者からの相談も増えており早期発見と予防に役立っているといえます。

今後の課題

S社においてもメンタルヘルスの課題はあります。復職支援をいかにスムーズに行うか。最近発生している若い人の現代型うつ症状の人とどう向き合うかなどが新たな課題です。

お試しカウンセリングが早期発見と予防対策に有効な手段の一つであるとの感触は、この二年間の体験で掴めたと感じています。S社の場合は、経営者のメンタルヘルスに対する理解が深いことと、管理本部長が自ら産業カウンセラーの資格を取ってメンタルヘルスに情熱的に取り組んでいることが特筆できます。

本レポートはS社の体験が少しでも他社のメンタルヘルスにお役にたてればと思い、S社の了解の下に紹介をさせてもらいました。

【梅田　福一郎】（うめだ　ふくいちろう）
東京新宿で生まれる。慶應義塾大学法学部を卒業後時計宝石チェーン店の営業部長として勤務。四〇歳を期に独立し企業イメージ研究所を設立し経営コンサルタントになる。二〇〇〇年に産業カウンセラーの資格を取得し、メンタルヘルス研修や相談業務を行っている。産業カウンセラー協会の実技指導を行いながら、企業や団体の相談室を担当している。

うつ体験こそ私の財産

ラジオディレクター
石橋　真希子

メイクを落とそうと鏡をのぞくと、もうすっかりメイクを落とし、基礎化粧品もつけた後だが、帰宅してこの一時間、洗顔をしたことを全く思い出せない…。さっき冷蔵庫に入れたはずのホウレン草が見あたらないと思ったら、洋服ダンスから出てきた…。かと思えば携帯電話が冷凍庫で凍っていた…。

歳のせいで忘れっぽくなったという話ではありません。いくら何でもまだ三〇代。こんな笑い話のような珍事件が、私が休職を決心した理由です。そう、今でこそ産業カウンセラーである私も、かつてはうつ病でした。

■休職への不安と休職のメリット

これまでFMラジオ局でフリーランスのディレクターとして番組制作に携わってきました。タレントやミュージシャンの方とお仕事をしているというと、華やかなイメージを持たれる方も多いでしょう。しかし実際のマスコミ業界は、三日徹夜も当たり前という過酷な仕事環境にあるうえ、制作現場は社員数が十数名程度の制作プロダクションの社員や、私のようなフリーランスの人間が多くを占めていますから、多少具合が悪くても仕事を休める状況にはありません。どんな病気にしろ、我慢できなくなって病院に行く頃には、残念ながら、かなり悪化していることが多いのです。

全く食事ができない、眠れないというだけなら、私も我慢してしまったかもしれません。しかしうつ病になると、集中力が異常に低下し、自分がやったことを思い出せなくなったり、普段は考えられないようなミスをしてしまいます。前述のような信じられない失態を演じて、このままでは生放送中に大きな放送事故を起こしてしまうかもしれないと恐怖を感じ、休職することにしたのです。

しかしフリーランスという立場上、番組を休むことイコール番組を降りることになります。仕事を失ってしまうわけですから、治って復職しようにも、ずっとそのまま仕事がこなかったら？という不安もありました。幸い、周囲の人々に理解があり、私のポストをあけて待っていて下さったおかげで二か月半休職することができましたが、休むとなっても、それまで二連休が一年に数度あるかないかの日々でしたから、本当に私が休んで現場が回っていくのだろうか、どれだけ大きな迷惑になっているだろうか、初めは心配でたまりませんでした。

ところが様子を聞くと、アシスタントディレクター（ＡＤ）が代役としてディレクターの大役を任され、張り切っているとのこと。自分なんていなくてもいいのかと、正直ショックでもありましたが、逆にそれに気付いたことが、のちに大きな気持ちの切り替えにつながりました。

メディアの世界は、何日も寝てない、家に帰らないなんて日常茶飯事、それに耐えられないなら、この仕事をするなという風潮があります。でも、健康であってこそ、いい仕事ができるというもの。うつ病になるまでの自分は、超がつくほどの仕事人間、いつも時間に追われ、キリキリ、イライラしていました。

でも仕事より自分の健康を優先するようになった今では、以前よりもずっと仕事を楽しむことができるようになりました。自分にできない分は、人に頼るということを覚え、以前は怒ってばかりいたＡＤの意見にも耳を傾けられるようになり、周りのアイディアを取り入れて、演出や企画の幅も広がったように思います。立場や考え方の違う人の意見を聴くことができるようになると、様々な側面から物事をとらえることができ、放送内容にもより多角的な視点を持つようになりました。聴くことが、伝えるスキルのアップに繋がったのです。それも産業カウンセラーの養成講座で傾聴を学んだことが大きなきっかけでした。

■救われたカウンセリングとの出会い

私がカウンセリングに興味を持つようになったのは、抗うつ薬だけに頼ることに疑問を感じたからです。私は微熱が下がらないという体の不調が長く続き、様々な抗うつ薬を処方されました。心療内科はどこも予約で一杯の昨今、診療時間はほんの数分、医師もいろいろな薬を試すほかに対応のしようがないのかもしれません。ただうつ状態が改善するにつれ、薬を飲むと吐き気、めまいなど多くの副作用に悩まされているのに、薬をやめさせてもらえませんでした。

もちろんうつ病に投薬治療は効果的です。しかしその必要がなくなってきても、数分の診療で見極めることはできないのではないだろうか。そんなとき、精神科医である最上悠先生の「薬を使わずに『うつ』を治す本」に出会い、カウンセリングという薬以外の有効手段を知ったのです。

養成講座では実際にクラスメイトとのロールプレイを通し、自分もクライエント役を体験します。その中で、潔癖症、几帳面、完璧主義という、うつになりやすい自分の性格への理解を深め、そんなに頑張らなくてもいいんじゃないの?ということに気づいていきました。ほんのささいなことかもしれませんが、この認知の違いが大きいのです。

以来、生きるのが本当に楽になりました。大丈夫、私ひとりで仕事を抱え込まなくっても、世の中なんとかなるんだから、だったら余裕をもって楽しくやったほうが得じゃない⁉ こんな風に変わることができたのは、うつ病になったからこそ、そしてカウンセリングに出会えたからこそと、今では病気をしたことに感謝しています。あのまま突っ走っていたら、今ごろどうなっていたのか、考えるだけでも恐ろしい！

■体験者だから伝えられることを探して

現在、私は仕事の傍ら㈳日本産業カウンセラー協会東京支部で、カウンセラーの派遣やメンタルヘルス研修の実施など、産業カウンセリング普及のお手伝いをしています。産業カウンセラーとしては、スタートラインにたったばかりの新米ですが、私には「うつ病体験者」として、経験した者にしかわからない辛さを知っているという、どんなベテランカウンセラーにも負けない大きな財産があります。とはいっても、あんな辛い体験はしないで済むにこしたことはありません。現在、東京支部には数多くの研修やカウンセラー派遣のご依頼を頂いています。たくさんの企業の方にお会いする中で、この経験を生かし、うつ病者を出さない職場づくりのお手伝い、カウンセリングのパワーをお伝えするお役に立っていきたいと思っています。

私はうつ病を通し、カウンセラーという新しい夢を見つけました。うつは治る病気です。その体験が財産にもなるのです。今、希望を失っているうつ病の方々にとって、私が僭越ながらも希望の星となれるようにと願っています。

【石橋　真希子】（いしばし　まきこ）
一八年間ディレクター、放送作家としてFMラジオの番組制作に携わる。不規則で徹夜当たり前の職場で、うつを体験。周囲にも体験者が多く、職場環境の大切さに気づき産業カウンセリングと出会う。現在は日本産業カウンセラー協会東京支部事業部で企業とカウンセリングの橋渡しにも携わりながら、本職で磨いた「言葉で伝える」スキルを生かしてメンタルヘルス研修の講師なども行っている。

メンタルヘルス対策推進の鍵

太陽誘電㈱ヒューマンサポートセンター　シニア産業カウンセラー
渡邊　登美子

当社ではメンタルヘルス対策を健康管理活動の一環と位置づけ、従業員一人ひとりが生き生きと働くことができる環境作りを行うことを目的として、主に「身体」を扱う活動と「心」を扱う活動を連携させて取り組んでいます。中でも、メンタルヘルス対策の考え方としては「予防への取組みが重要である」と捉え、一次予防に積極的に取り組んでいます。

メンタルヘルス対策を整備確立するまでの経緯をご紹介させていただきます。

■まずは職場実態の把握から

二〇〇四年九月、私は産業カウンセラー兼看護師として入社しました。配属は当時メンタルヘルス不全による休職者が最も多かった事業所でした。入社当時はすでにカウンセリング制度は導入され(二〇〇三年春導入)、外部カウンセラー三名が七つの事業所を分担して月二回訪問し個別対応していました。セルフケア・ラインケア研修も行われてアンケートが実施されていました。

入社後早速取りかかったのはアンケートの分析でした。同時に、一年をかけ会社の文化を知るために毎日のように職場巡視をし、数多くの社員と会話を繰り返しました。カウンセリング体験も実施するなどカウンセリングへの抵抗感軽減に努めました。看護師でもあったので身体的健康相談から入ることができたことは、体験者の抵抗感の軽減には役立ったと考えます。

■ポイントは経営層の理解

入社後一年経過した頃、所属していた事業所長より「入社後一年経ち、外部から入った新鮮な目で見た感想を率直に聞かせて欲しい」と声をかけられました。この機会を絶好のチャンスと捉え、その事業所だけでなく、人事総務を含めて私の感じた率直な感想をプレゼンテーションさせていただきました。

内容は「職場の問題」と「個人の問題」に分け、問題点の背景として共通する事柄として「コミュニケーションの不足」を明らかにしました。その際気をつけたことは、問題点の羅列だけでなく解決策の提案を行いました。その結果、報告内容は事業所独自のものではなく会社全体にも共通すると受け取っていただき、活動を全社展開することとなりました。活動を全社展開するに当たって必要なことは、カウンセラー個人が取り組むことではないということです。そこで会社の覚悟を確認する目的で、経営層に対して個別にプレゼンテーションを行いました。

プレゼンテーションの目的は四つでした。

・経営層に職場の現状を把握してもらう
・メンタルヘルスケアの重要性を認識してもらう
・職場全体を巻き込んでの対策と位置づける
・役員自身のカウンセリング体験

多忙な役員を相手に個別プレゼンでしたので三か月がかかりました。メンタルヘルスという言葉にアレルギーを持つ役員の方もいましたので、受けた方が次の人を紹介するというリレー方式を行いました。すると「まだ受けていない」と声をかけていただくこともありました。一人一時間の予定でしたが、カウンセリング体験が深まり二時間に及んだ方もいました。振り返ると、この時期が最も苦労した頃だったように思います。残念だったのはスケジュールの都合で全員との面談に至らなかったことです。

■社内体制整備

経営層の大方の理解を得て、人事部長をトップに、社内EAP（従業員支援プログラム）として一次予防を主体としたメンタルヘルス対策専門グループが五名で発足。しかし、メンバー全員が兼務であったため活動は非常に小規模で、二部署への研修提供と管理職研修（二事業所）を実施したに留まりました。研修以外にはカウンセリング・人間関係など調整業務・外部医療機関へのコンサルテーション・休職復職支援・家族への説明などを日々の業務として行っていました。

実際、私も看護師としての健康診断結果の事後処理（保健指導など）に追われ、自分自身の限界を感じていました。そこで、さらに活動に積極的に取り組むには二足の草鞋でなく専任でさせて欲しいと申し出ました。

■専任体制で機能充実

活動の拠点を本社機能のある事業所に移し、専用の部屋を確保。一一月には全事業所の健康管理業務を後任へ引き継ぎ、メンタルヘルス業務専任となりました。当初のメンタルヘルス業務の役割である一次予防をどのように取り組むかが課題となりました。

二〇〇八年一～二月、最大規模の事業所の製造部門班長以上のクラス（対象者約一〇〇名）に対して行った研修は、教育研修グループと組むことにより、育成プログラムの中にメンタルヘルス研修を入れることで出席率九八％に達することができました。実施後のアンケートでは「楽しかった」「社内のメンタルヘルスの仕組みを知り心強く思った」「傾聴の効果を実感した」「コミュニケーションの重要性がわかった」などの回答が寄せられました。研修の必要性を九割以上が持っていました。今後漸次すべての事業所へ展開を予定しています。

復職対策は予防対策

健康管理部門とカウンセラーの協力により休職者数は二〇〇二年度と比べると二〇〇七年度は〇・七％減少しました。二〇〇八年に入り〇・九～一・〇％減少し（二〇〇二年度比）それを維持しています。そこで今後の課題ですが、大きく二つあります。

一つは、休職者ゼロを目指すことです。製品に不具合が出た場合、原因究明と今後の対策には部署を挙げて全力で取り組みますが、メンタルヘルス不調者が発生した場合、原因検証や次を出さない取組みに不足が感じられるのです。そのためにはもっと細やかな小規模での研修が必要だと思います。一回で終わりではなく何度も繰り返すといった継続がポイントとなると思います。それこそが発生させない仕組み作りになると考えます。

次に復職した社員への支援です。残念ながら復職者の大半は休職前のパフォーマンスを十分発揮できていないという現状があります。メンタルヘルス不調と付き合いながら、いかにして活き活きと働くことができるかというところです。

特別な存在として見られることなく、存在することの安心感を社員自ら獲得するべく具体的支援策を検討しているところです。このことが全社員が安心して活き活き働ける職場づくりにつながり、メンタルヘルス不調者を発生させない仕組みになると考えています。

【渡邊　登美子】（わたなべ　とみこ）
製造業をはじめとする複数の企業でこころとからだの健康管理・対策に取り組み実績を持つ。二〇〇九年四月より福岡にて独立開業し、ソーシャル・ステップを立ち上げる。現在は福岡産業保健推進センター、中央労働災害防止協会などにおいて、メンタルヘルス対策の専門家として行政を中心に各方面でメンタルヘルス対策の立ち上げ支援や相談業務および講演活動を行っている。

聴覚障害は「みえない障害」

日本聴覚障害者心理協会　副会長　産業カウンセラー
小坂　正史

■笑わないたった一人の人間の存在

皆さん、次のようなシチュエーションをイメージしてみてください。

――ある会社の会議室が突然、笑いの渦に包まれています。その中で、たった一人だけ笑わず、あたりをきょろきょろ見回し、当惑した顔の人がいます。

実は、彼は、聴覚に障害をもっており、会議でなぜ笑いの渦にくるまれたのか、全く理解できなかったのです。その会議に参加していた他の人は、〝おもしろいから笑った〟ことが当然のことであり、気にとめる必要がないのです。

聴覚障害は、一般的に「みえない障害」とも言われています。肢体に障害のある方は、車いすに乗っているし、目に障害がある方は白杖を持っているので、見た目ですぐに障害者と分かるのですが、耳に障害がある方は手話を使っていなければ、聴者（注一）と見た目が変わらないため、障害者であることを認識されにくいのです。しかも、手話を使わずに、〝聴覚口話法〟（注二）を使って、コミュニケーションを図る聴覚障害者も多く存在するため、誤解されることが少なくありません。

■多様なコミュニケーションの形態―個々の聴覚障害者にふさわしい対処を―

私が声を大にして訴えたいことは、聴覚障害者を採用するときは、聴覚障害以外の障害者と、同じ枠で考えて採用しないでほしいということです。なぜなら、車いすの方も、目の見えない方も、普通に話すだけで、意思疎通を取れるわけです。しかし、聴覚障害者は、日本語がベースになった〝日本語対応手話〟の他に、〝ろう者の言語である日本手話〟、筆談などの様々なコミュニケーション手段を用いるため、一人ひとりにもっともふさわしい配慮と対処が必要になってくるからです。

採用後のフォローという点では、同じ聴覚障害をもつ仲間が同じ部署に一人でもいれば、多少の困難はなんとか乗り越えられる、と私は考えています。これまで見てきた限りでは、一つの部署に一人の聴覚障害者しかいない職場配置が多い、という感じを受けました。昼休みに一人でランチを摂る人もいれば、みんなで食べに行くということもあるようですが、周りが聴者だと、話が分からないのに分かったフリをしたり、終始笑顔でうなずいている場合もあります。このように、仕事に従事していない間にもストレスにさらされている状態があることを理解して頂きたいのです。

そのストレスを解決する方法の一つは、同じコミュニケーション手段を持つ仲間が近くにいて、いろんなことを教えあうことなのです。そのような環境を作り上げていくことが、一人ひとりの多様性を活かすという、ダイバーシティ・マネジメント（注三）の原点にあると思われるのです。

ストレスを解決する方法の話に戻りますが、必要な時、すぐに産業医に相談することができる環境が整っている場合でも、聴覚障害者は、手話通訳を手配しなければならないのです。その手話通訳に来てもらえたとしても、意思疎通の課題が残ります。

■カウンセリング環境の改善―「日本聴覚障害者心理協会」のスタート―

カウンセラーや精神科医のなかには、「コミュニケーションを取りにくい聴覚障害者は〝筆談〟で問題ない」と考える方がいますが、〝筆談〟だけで自分の思いや悩みが吐露できるわけではありません。

一般的に、もっとも使いやすい言語（母国語／第一言語）を用いて、会話はもちろんカウンセリングを行います。これは当たり前のことで、わざわざ言うまでもないことなのですが、聴覚障害者は本来であれば、手話を自然言語とするところを、〝聴覚口話法〟を覚えさせられたり、手話を禁止されたりする〝教育方針〟が施されたために、手話のみならず、口話（発声）、筆談などに頼ったりする聴覚障害者が増え、結果的にコミュニケーションが複雑多様化してきたという歴史的な背景があるのです。これが、当然のごとく定着してしまっていることは悲しいことです。

自分の悩みを人に伝える前に、言語が妨げになっていることは本末転倒と考え、聴覚障害者にとって話しやすいカウンセリング環境を提供していくことの必要性を痛感し、二〇〇八年四月に「日本聴覚障害者心理協会」を設立しました。

第一言語による「手話」カウンセリングの必要性

ノーベル物理学賞受賞の益川敏英博士は、〝I can not speak English.〟と述べて日本語で講演したことは記憶に新しいことです。彼は自分の第一言語である日本語で講演することで、日本人としてのアイデンティティを守り、また第二言語である外国語による講演で生じる通訳の「ズレ」を防ごうとしているように感じました。マイノリティである、ろう者の第一言語としての〝日本手話〟は日本語に通訳することが大変困難なものとして知られています。音声言語にはない特徴の一つであるＮＭＳ（Non-Manual Signals：非手指動作）が多用されるため、英語以上に翻訳が難しいものなのです。その一方で、日本語の言語ルールに則った〝日本語対応手話〟を使用する聴覚障害者も存在します。こういった背景を理解した上でカウンセリングをすることは大変困難がともなうものです。

〝傾視〟（注四）のすすめ

音声言語が主体ではなく、手話・ジェスチャーなどの非音声言語が主体のカウンセリングは、単なるカウンセリングの知識だけでは、聴覚障害をもつクライエントの悩みを〝傾視〟できないばかりか、共感的理解も得ることができないのです。彼らの文化、生活背景、慣習などへの理解も重要です。なかでも、もっとも重要なのは、〝自然に話ができる状態〟を提供する義務がカウンセラーにはあるということです。

そこで、聴覚障害を持つクライエントには、本来ならば聴者ではなく、同じ聴覚障害を持つカウンセラーが対応するのがベストです。しかし、聴覚障害をもつカウンセラーが、すぐに対応できる状況ではないので、〝聴者の手話カウンセラー〟が、少しでも多くいてくれると本当に助かるのです。その場合に生じる多少のギャップは「人間性」で埋めることができると思っています。

聴覚障害者の文化や慣習、そして「感性」を少しでも理解し、〝そこにいるだけで癒される〟、その努力を惜しまない〝聴者の手話カウンセラー〟が一人でも多く生まれ育ってくれることを願ってやみません。

注一　聴者：健聴者のことで、聞こえる人のことを指す。

注二　聴覚口話法：補聴器や人工内耳などにより、残存聴力を活用して、発音・発声を訓練し、将来的には口話で話せるようにする指導・訓練法。

注三　ダイバーシティ・マネジメント：有能な人材を確保するために、女性や、外国人、障害者といった「多様性」を受け入れ、能力をいかんなく発揮できる環境や組織を構築していく人材管理のこと。

注四　傾視：「耳をひたすら傾け、クライエントが訴えることに、共感する、これを共感的傾聴である」とカール・ロジャーズは提唱したが、眼を傾け、聴覚障害をもつクライエントの非音声言語の訴えを見落とさずに共感することを、筆者が二〇〇七年に「傾視」として、提唱しました。

【小坂　正史】（こさか　まさふみ）
聴覚障害をもつ産業カウンセラーとして活躍している。
二〇〇八年四月に日本聴覚障害者心理協会を設立し、副会長をつとめている。
聴覚に障害をもつ方のワークライフを含め、生活における心的サポートの必要性を痛感し、手話カウンセリングのできるカウンセラーまたは支援者の育成に関わっていきたい。
沢山の方のご協力とご理解をお願いしていきたいと思っています。

企業内産業保健現場の変遷　「がん」から「メンタルヘルス」へ

（独）労働者健康福祉機構産業保健部　メンタルヘルス対策推進アドバイザー
菅野　由喜子

「メンタルヘルス対策推進アドバイザー」と書かれた名刺をいただき、「いまこんな仕事に携わっています。よろしく！」と交わすことになってもう数か月が過ぎました。

この三月まで、通信社の健康管理担当部署に属し、衛生管理者（兼看護師・シニア産業カウンセラー）の立場で、多くの職員といろいろな関わりを持って過ごしてきました。三〇年の節目で定年退職し卒業したところへ、このお話があり二つ返事でＯＫしてしまいました。

時代の流れとともにメンタルヘルスやセクハラ、パワハラ、過重労働、新型インフルエンザ対策などがクローズアップされ、企業内産業保健スタッフの業務内容の変遷を感じながら歩んできましたが、まだ十分やりきれていない不完全燃焼の部分もあり、ちょうどその思いが伝わったように神様がこのお仕事をくださったのだと思います。

■〝促進員〟の皆さんとともに歩むメンタルヘルス対策支援

各都道府県産業保健推進センター内に「メンタルヘルス対策支援センター」が設置され、各企業のメンタルヘルス対策の取組みを本格的に支援する部隊・メンタルヘルス対策促進員が誕生しました。促進員の皆さんが積極的に足で歩き、事業場の担当者との出会いをもって、この対策を普及する目標に向かって走り出しました。

地道な活動もメンタルヘルス対策の芯になるとても重要な仕事となります。その支えをバックアップしたり、一緒に考えたり、実践への力になれるよう私も踏ん張っているところです。もちろん、大先輩の指導のもと、労働者健康福祉機構・産業保健部の皆さんの強力なご支援のもとで、仕事をさせていただいております。

いま、促進員のみなさんのお声が少しずつ本部に届き、動き始めたなという感触です。多くは少数精鋭の中小企業のメンタルヘルス対策を支援することですが、取組み方がわからない、人材がいない―など、取り組む意欲はあるができていない状況も調査でわかりました。このメンタルヘルス対策の重要性が各社に浸透し、実践への動きになれば、安心して働ける職場環境や人が大事にされる社会が実現することを確信しています。

■健診受診率の向上

私の企業への入社は一九七八年。以来二〇〇〇年頃までは、休業疾病傾向としてメンタルヘルス不調はそれほど多くありませんでした。昭和・平成のある時まで〝がん〟の発症が多く、早期発見・早期治療を中心に、健診項目を増やし健診受診率を上げる、事後措置をすること等が企業の重点施策でした。安全衛生委員会の活動もあり、そのころは〝原稿づくりより健康づくり〟というゆとりある時代、健康への意識が上昇、受診率が九六％まで伸びました。当時、今度の受診率はどこまで伸びるか楽しみで、モチベーションの上がる仕事・雰囲気でした。

■がんからメンタルヘルスへ

一九八二年二月九日の羽田沖飛行機墜落事故では、機長のメンタルヘルス不調がクローズアップされ、この問題が注目されはじめました。ちょうど自律訓練法の教えを受けていた頃であり、また、その前日はホテルニュージャパンの火災があり、鮮明に覚えています。その後八八年にはＴＨＰ（トータル・ヘルスプロモーション・プラン）が公表されました。

そして平成に変わりました。それ以降、仕事が徐々に強化され、負荷も増え始め働き方が変わってきました。バブルとその崩壊後の社会情勢の中、二〇〇三年頃からメンタルヘルス不調者数の右肩上がり現象が、自分自身の実感と、統計上からも見えてきました。なぜ？　自由な風土あるわが社が？……。と思ったりもしましたが、特別なことではない、ＩＴの導入や人と人とのつながり、コミュニケーションの希薄さがもたらした社会の変化でありました。

バブル崩壊後ようやく…と思うやリーマンショック、いまや経済・社会不安の情勢に動かされ、会社の存在そのものが脅かされる状況、雇用の多様化がまた不安・格差を生み出し、職場の人間関係に多くの人たちが悩みながらも頑張っている実態もわかりました。先は読めませんが、大きく流れが変わっていく変革期ゆえか。でもこれは、働く人たちの新しい時代にむけて人間回復を目指す胎動ではと強く期待したいと思います。思いやり、ふれあい、出会いなどの言葉がちょっと古めかしさを感じる、でも、またそれを求める社会の流れが復活してきたようにも思います。

■産業カウンセリングを生かして

三〇年前、臨床の場から産業の場へと歩み始めたことがきっかけで、病気を持った患者さんとの関わりから、働いている人たちとの関わりに変わったものの、どう接していいのか大いに戸惑い、社員、組織の存在もよくわからず、ひたすら自分自身のための学習となりました。病院という社会から外に出て初めて気づいた世界でした。

カウンセリングへの出会いがいまの自分を支えてきました。初期の交流分析や行動療法などでは、本当にさまざまな自分に気付き、思考パターンを変えることにもつながりました。「まあ～いいか、大勢に影響ないなら」という〝良い加減〟のすばらしい意味を実感しました。

会社の立場では実践力が要求され、メンタルヘルス不調者の職場復帰を試行錯誤しながら実施してきました。

当時は精神科医の先生とのつながりもなく、上司に職場の理解を求め、協力を得ながら勤務や仕事内容を調整してもらいました。上司とは日々何かとやりとりをし、人柄を知っては本音で話し合えるようになり、とても強い助っ人になりました。

新任の管理職研修にはメンタルヘルスの話も取り入れました。部下の必要な健康面の情報を共有するためには一人ひとりとお会いし、「職場のキーパーソン」となっていただきました。また、精神科産業医の先生がいなかったため、早くから主治医の先生との連携をとり相談していました。個人差はありますが、復帰前後、本人の同意を得て一～二回は診察に同行しました。こうして情報を得ることで正確な状態が確認され、復帰のための準備・調整がうまくいったように思います。また、休業されている方とはじっくりとその思いを聴き、心と心がつながるような関わりを大事にしてきました。

会社の安全衛生委員会では年一回、精神科医の先生にメンタルヘルスの講演をお願いし、この一五～一六年間続けてきました。二〇〇三年には精神科医の先生を産業医に委嘱することができ、複数の産業医体制になりました。このような取組みのお陰でメンタル不調休業者の職場復帰もスムーズにいくようになりました。今後、アドバイザーの仕事を通じて、この経験が他社のご参考になればと考えています。

【菅野　由喜子】（かんの　ゆきこ）

第二のスタートとして、企業のメンタルヘルス対策支援とその普及に参与しています。別途、雇う・雇われる関係でない〝自らが出資し経営・企画を考え仕事をする〟新しい働き方にも所属しています。働く人が協同し、利用する人と協同し、地域の人々の協同を広げていく「協同労働」です。その中で、働く人たちの健康支援、休業者の職場復帰支援。子育て支援では子の成長に、保育士の働きやすさに、親の安心・地域の豊かさにつながるよう頑張っていきたいと思っています。

パワハラと言われない部下指導

㈱クオレ・シー・キューブ　企画・広報グループマネージャー／主任講師
原　いづみ

■パワハラという言葉の「パワー」

パワー・ハラスメント（以下パワハラ）という言葉を、弊社の代表とスタッフが中心となって創作し、それを世の中に提唱し始めたのは、二〇〇一年の秋～冬頃でした。私は二〇〇二年に行った公開電話相談のカウンセラーを引き受けたところから、このパワハラ問題に関わるようになりました。

私はかつて、地方自治体、大手電機メーカー、中学校などさまざまな職場で働いてきましたが、あらゆる職場で有形無形のハラスメント問題が存在していました。トップのパワハラで、膨大な時間とお金をつぎ込んだ商品をボツにされたこともありましたし、理由もなく女性の先輩から無視され続けたこともありました。そんな経験から、これはとても興味深い問題だと感じたのです。

その後、本格的にハラスメント相談を受けるカウンセラーや研修講師として活動してきたのですが、この「パワハラ」という言葉が普及するスピードには、正直びっくりしてしまいました。マスコミからの取材が殺到し、あっという間に巷に「パワハラ」という言葉が一般用語として定着していく様は、私たちの予想をはるかに超えていました。それだけ、職場で理不尽な思いを抱えながら仕事をしている人が多い、ということなのだと実感したものです。これがまさしく「パワハラ」という言葉のパワーなのでしょう。

「パワハラ」がひとり歩きして…

このように、誕生まもなくあっという間に自立したかに思われた「パワハラ」という言葉ですが、実は私たちが電話相談を始めた当初から「会社に遅刻したら、上司から大声で怒られた。これってパワハラですよね？」というような、相談者本人にも改善すべき点があるような相談が、三割くらいありました。パワハラという言葉がひとり歩きして、自分の都合のいいように解釈してあちこちで使われているということに危機感を覚え、二〇〇三年の春に「パワハラの定義」について以下のようにまとめました。

▼職権などのパワーを背景にして、本来業務の適正な範囲を超えて、継続的に、人格や尊厳を傷つける言動を行い、就労者の働く環境を悪化させる、あるいは雇用不安を与えること

私たちは、パワハラの定義の中にあえて「本来業務の適正な範囲を超えて」という言葉を盛り込みました。〝上司から怒られたのが不快だ〟と感じたとしても、それが業務を遂行する上で必要な指示や命令・叱責であれば、それはパワハラではありません。ですから先ほどのような「遅刻で怒られた＝パワハラ」という認識は間違いです。それ以前に、〝遅刻をしない〟という社会人として守るべきルールやマナーについて、改善するのが当然です。

パワーの有効活用を

組織で業務をするには、当然組織を運営するために必要なパワーが存在します。それは、組織の目標を達成するために、部下のモチベーションを上げるために必要なパワーでもあり、一方で遅刻した部下にはそれを許さないと指導するために必要なパワーでもあります。しかし、パワハラという言葉がひとり歩きしてしまったがために、「何でもかんでもパワハラと言われたらたまらない…」と、部下指導に必要なパワーすら使えなく

なっている管理職の方も、少なからず存在します。

ですから管理職の皆さんには、本来業務を達成するために必要な指示・命令・叱責や教育は、パワハラと言われるのを恐れず自信を持って行って欲しいのです。私たちはそれを「パワーの有効活用」と呼んでいます。

つまり、パワハラという現象は、職場にあるパワーの使い方を間違えたときに起こるのです。仕事上のミスの叱責のつもりが、いつの間にか「だからお前はダメなんだ」「こんなことじゃ会社のお荷物になっちゃうよ」など、相手の人格を傷つける言葉にエスカレートした瞬間に、パワハラが始まります。言われた側がダメージを受け、仕事への情熱ややりがいを失ってしまうような叱責は、いくら伝えた本人が「教育のつもり、励ましたつもり」と言っても逆効果です。無論、暴力や暴言、罵声や長時間にわたる執拗な叱責が教育になるわけがありません。これはパワーの無駄遣いです。

指導や叱責は、「その場で、簡潔に、問題となる言動に絞って」行うことを心がけてください。「その場で」とは、後になって「あの時のあの態度は何だ！」と怒られても、当の本人はそのときの状況を上司と同じようにイメージできるとは限らず、効果が薄まってしまうからです。また「簡潔に、問題となる言動に絞って」とは、長時間にわたり執拗に叱責していると、上司がだんだん怒りの感情に飲み込まれてヒートアップし、必要のない人格攻撃に発展してしまうからです。

誰もが能力を発揮できる職場づくりのために、共に働くメンバーの〝プラスのパワー〟を引き出すために、自分の持つパワーを上手に使いこなしていただきたいと思います。

■産業カウンセラーとして、パワハラ防止のためにできること

パワハラ相談やパワハラ防止研修に携わる者として、最近強く思うのは〝管理職自身のストレス軽減の必要性〟です。実際に、管理職自ら相談窓口に相談してくるケースも徐々に増えていますが、何より研修先での管理職の皆さんの表情が、一様に疲れきっていることが多いのです。

パワハラというとつい「上司が加害者で、部下が被害者」という構図が浮かびますが、特に中間管理職の方は上司でもあり部下でもあるという立場ゆえに、加害者にも被害者にもなる可能性があります。この方たちのストレスが高まれば高まるほど、そのはけ口としてのパワハラリスクは高まります。

そして、いま産業カウンセラーの存在意義が、まさにここにあると思っています。一般職の方からパワハラ被害の相談を受けるだけでなく、ストレスを抱えた管理職へのフォローや相談、教育研修といった予防活動に、もっと力を注いでいくことが重要です。そのためには、職場の実態を知るために現場に出向き、従業員の生の声を聴く必要があります。このときに、産業カウンセラーとして養った傾聴力を生かして、一般職だけでなく管理職の声も同時に集めたいものです。そうすることではじめて、キレイごとではない組織にマッチしたハラスメント対策を講じることが可能になります。その意味で、新しい時代の新しい職場づくりに、産業カウンセラーの果たす役割はますます重要になってきています。

【稲尾　和泉】（いなお　いずみ・旧名　原　いづみ）
㈱クオレ・シー・キューブ　企画・広報グループマネージャー／主任講師
地方公務員、大手メーカー、中学校のカウンセラーなど、様々な職業経験を経て、二〇〇三年より㈱クオレ・シー・キューブにてカウンセラー、研修講師として活動し、現在に至る。産業カウンセラー資格取得は一九九六年。それ以降、働く人が生き生きと能力を発揮できる職場づくりを目指しています。

第五部

経営者の視点

企業経営と産業カウンセリング

パーソナル株式会社　名誉会長
隅田　献

人間尊重の経営

企業経営では業績と成長が重視されます。これは社長等の経営者だけでなく、取締役や執行役員そして部課長等管理職にとっても、重要なテーマです。急激に成長しようとする企業、安定成長を志向する企業、業績の維持だけを図る企業、業績が悪化し再生を目指す企業等、企業のおかれた状況は様々ですが、テーマは同じです。それはあたかも、個人個人が、経営者や管理者ばかりでなく勤労者を含めて、自分の達成感と自己成長を求めて考え、行動することと重なってくるようです。

企業経営では一般的に「ヒト、モノ、カネ」と言われています。オフィスや建物や工場、それに機械や設備を使用して「モノ」を生産し、資本を投下し販売することで「カネ」が動き業績を作ります。その業務や工程の中では、ほとんどの時間は「モノとカネ」に使われています。そのため多くの経営者や管理者は生産と業績に意識を集中します。ところが、建物は入れ物にすぎず、機械設備を動かすのは「ヒト」です。設計や企画をしてノウハウや価値を生み出すのも「ヒト」、カネを集め扱い運用するのも「ヒト」なのです。そうすると、結果的に、『企業の業績と成長を生み出す』ものは『人』、つまり、企業にかかわる『人全員』となります。

バブルの崩壊過程とグローバリズムの混乱の中で、日本の企業経営は激しく揺れ動きました。過去の価値観

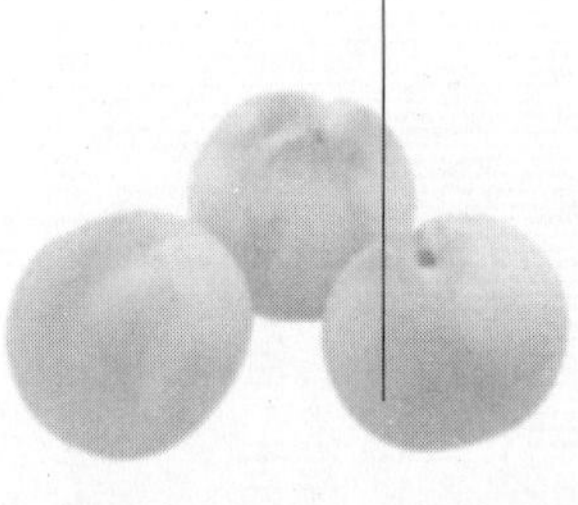

が壊れていき、株主重視や成長重視、効率第一や成果主義、自立と自己責任、説明責任やコンプライアンス等の新しい価値観が台頭してきました。最近、やっと混乱から落ち着きを取り戻し、企業業績も安定するにつれて、日本的経営への再評価の動きや人間尊重の経営の大切さが企業理念として表面化してきました。

さて、企業は人をどう扱い、人は企業活動にどう係わればよいのでしょう？

■経営に生かす産業カウンセリング

私は長い間人材紹介や人材派遣事業の経営者としてすごし、一時期は自動車や電機部品製造業を営んでいたこともありました。その中で、二〇年以上前のスタッフの自殺をきっかけにして、カウンセリングの勉強を始めました。自分自身でも、若い時に長時間労働をして急性腎炎になり、六カ月入院し通算して約一年間、仕事ができなかった経験があります。私だけでなく、社員、管理職、経営者の多くが、病気をしたり入院したり手術した経験があると思います。また、様々な原因で、一時的に精神が不安定になり、自責的になって動けなくなったり、他罰的・攻撃的になってしまったりというように、誰かの援助が必要な状態になったこともあると思います。

経営者は社員や株主に一定の責任を負い、管理者はその実行を分担しますが、一般の社員と同じように、経営者も管理者もただの『人』です。「特別の存在」ではないのです（そう思いたい方もいるようですが……）。自分自身の身体的そして精神的な健康を維持・増進し、活力ある動きで『企業の業績と成長を生み出す』リード役を担い、社員のモデルとなることが求められています。そのような仕事はもともとストレスが強くかかる上に、自ら望んだ道とはいえ、負荷の過重な勤務は精神的にも身体的にも負担になります。

それには、自分自身の考え方や行動様式、その時々の体調や感情を自分で知り（自己理解）、一緒に仕事している周囲の関係者の考えや状況、その時々の体調や感情に気を配る（他者理解）ことが大切です。自分も他人も大切にする、そして自分も周囲の関係者に大切にされる。それが働く意欲（モラール）と会社の活力（成長性）に繋がると考え信じ、活動することが大切なことだと思います。

メンバー全員（社員・管理者・経営者）の精神的・身体的安定を保ち（メンテナンス）、活力ある業務を遂行しキャリアをステップアップすること（デベロップメント）が出来る仕組みを作り、実行することは、経営者の大切な役割です。

■「メンタル対策は会社も人も成長する環境づくり

一九二〇年代にアメリカで始まったメンタルヘルス維持の活動は、従業員援助プログラム（ＥＡＰ）として、『経営者主導』で進められ一九五〇年代から一九六〇年代に多くの企業に定着し、一九八〇年代からキャリア開発プログラム（ＣＤＰ）が重視される方向になってきました。

今、日本の自殺者の率は欧米の二～三倍に当たるとされ、国も本格的に対策に乗り出し、更に若年層を中心にうつ病や精神的不安定者の増加が表面化しています。若年就業者の減少とあいまって、国だけでなく各企業にとっても無関係・無関心でいられない状況になってきました。長時間労働による自殺の労災適用や高額の損害賠償判決も続いています。メンタルヘルス対策を放置している経営者や管理者は、コンプライアンスを軽視しモラルハザードを起こしているといわれるだけでなく、一人の『人』として、一人の『経営者』としてのありようも問われています。メンタルヘルスやキャリア開発の仕組み作りは経営者の大切な役割なのです。

そのためには専門家の協力も必要ですが、中小企業や、大企業でも支店・工場の場合、人材の確保には難しいものがあります。ここで産業カウンセラーの出番となります。全国に約三万人いる有資格者の多くは、人事労務を初めとした様々な専門分野の仕事を続ける中で、カウンセリングの必要性を感じて学び始めた人たちです。社員の中にいればダブルジョブなどの方法で活用できますし、これから養成講座を受講させて社内で育成することもできます。㈳日本産業カウンセラー協会では、そういった企業のご要望にお応えするため、ほかに、人材の紹介やカウンセリング業務受託などの事業も行っています。

対策を実施する中でも、自殺が発生したり不調者が出ることがあります。今まで隠れていた問題が表面化したりするかもしれません。既に対策をとっているという一部の会社に見られるのですが、形だけ整えるコンプライアンスではなく、大切なことは経営者自らが、人間尊重の視点を中心に据えて対策を実施すると宣言することです。

真剣に対応している会社の現場では、担当者がもがきながら苦しみながら粘り強く進めています。最終的目標は、社員も管理者も経営者も、心身ともに健全で生き生きと活力ある動きができ、温かい職場で、会社も『人』も成長できる環境づくりです。それが、『企業の業績と成長を生み出す』基礎になるのです。多くの経営者の方々がその目標に向かって、一歩足を進めて下さることを期待しています。

『人』は社会性があり、個性と創造性があります。一人で頑張ることも立派ですが、孤立に繋がりかねません。すべてを一人でできるわけではありません。他人に依存することもあり、他人の依存も引き受ける。そのような自立した経営者と、自立した管理者、自立した多くの社員で構成される会社づくりは、私が経営者として目指してきたことです。

経営者や管理者に新たな視点に沿ったコミュニケーションとリーダーシップが必要な時代が来ました。

（社）日本産業カウンセラー協会常務理事

【隅田　献】（すみだ　けん）
現在は、シニア産業カウンセラー。（社）日本産業カウンセラー協会副会長、目白大学大学院心理学研究科非常勤講師、東京家庭裁判所家事調停委員をしています。産業カウンセリングの普及で、働く人々や家族が活力を持って心身健康で働けるよう願っています。

中小企業が直面するメンタルヘルス対策の実情

株式会社イワモト
岩元　健一郎

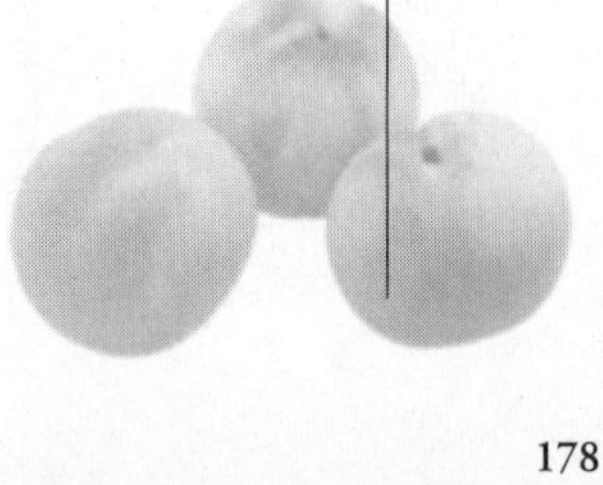

■「産業カウンセラー」の認知度と必要性

本誌を手に取られている多くの方は「産業カウンセラー」という呼称や役割について、よくご存知だと思います。しかし、日本企業の九九％を占める中小企業、もっと申しますと八五％を占める小企業の経営者で「産業カウンセラー」という呼称を聞いたことのある方はどれくらいいらっしゃるでしょうか？

私が在籍しております事業所も創業四〇年以上、従業員一〇名にも満たない小企業の類に入ります。五年前、私は自発的に産業カウンセラーという資格を取得したのですが、経営者は産業カウンセラーという呼称すら耳にしたことがありませんでした。職場としても業務必須資格ではなかったため、当然といえば当然でした。カウンセラーという言葉は聞いたことがあるが、「産業」が付くとどうなるのか？　まずそこから説明する必要がありました。そこで、日本産業カウンセラー協会の養成講座で習ったテキスト通りの説明をしたところ、「これからの職場にはそういう役割も必要となるのだね」と理解を示しました。

ところが、経営者が産業カウンセリングやメンタルヘルスの必要性を認識していても、正直そこまで手が回らないのが現状ではないでしょうか？　政府の平成二〇年三月の月例経済報告では、これまでの緩やかな景気回復から足踏み状態に記述が変わり、日銀短観では依然と業況判断がマイナス状態のように、景気回復感がまったくないのが中小企業経営者の実感だと思います。従業員が心身ともに健康的に働けるよう職場環境を整備する必要性は理解できる。だがその費用をどこから捻出すればよいのか、その費用があれば、むしろ当座の資金繰りのほうに回したほうがよいのではないか、という思考になるのが自然だと思います。

労働安全衛生法では、常時五〇人以上の従業員を使用している事業所では産業医や衛生管理者を選任しなければなりませんが、小企業では大手企業のように産業保健スタッフの選任や健康管理室の設置までには至らず、従業員各々に健康管理を委ねてしまう部分が大きいと思います。しかし、昨今のようなストレスの多い社会においては、企業の大小に関わらず、従業員の数だけ悩みもあり、小企業も何らかのメンタルヘルス対策を講じる必要があるでしょう。

■中小企業特有の課題とは？

さて、弊社のような従業員一〇名以下の小企業にも産業カウンセラーの資格を取得した社員がいる。これはある意味画期的なことだと思いますが、従業員が少ない小企業ならでは課題もありました。

従業員の視点では、

・個人的に相談をしようと思っても、社内が狭いので周囲の目が気になる。
・直属の上司は社長になるが、社長は常に多忙なのでなかなか相談できる時間がないし、社長へ相談するに値する内容なのか考えてしまうと相談しにくい。
・従業員同士の人間関係が濃密なゆえに秘密の話ができる相談相手が少なく、自分の中にストレスを溜め込みやすい。
・従業員同士でトラブルが起きた場合、仕事の進め方にも影響しやすい。

などが挙げられます。これに対して経営者の視点では、

・勤続年数の長い従業員とはなぁなぁになっているところがあり、従業員に悩みがあれば自分から言ってくる

はずであると思いこんでいる。

・従業員が少なければ風通しも良いはずで、そもそも会社に対する不満もないはずであると思っている。

・今まで身体の健康は留意してきたが、メンタルというナイーブな部分にどう留意してよいか分からない。

・まさか自分の会社でメンタルヘルス不調の従業員が発生するとは到底思えない。

などが挙げられます。

このような従業員と経営者のメンタルヘルスに対する捉え方のギャップを埋め、職場にメンタルヘルスの必要性を浸透させていくのが、産業カウンセラーの役割でもあり、腕の見せ所だと思います。

ただし、いざ現場に立ってみると、産業カウンセラーとしての立ち振る舞いが難しい現状に直面しました。まず、社内に会話の秘密を守れる空間がない。狭い社内で新たにそのような空間を作ることは無理で、落ち着いて話を聴くためには、静かな雰囲気の喫茶店を近隣で探す必要がありました。そして、私は経営者と近い立場でもあるので、「産業カウンセラーという資格を持っているから何でも相談してね」とアピールしても、従業員の心のガードが急に緩くなることはないだろうと予測できました。さらに、私が職場で突然メンタルヘルスの必要性について話し始めても、事業所としてこれまで何の取り組みもしてこなかったので、「突然何が始まったの？　何を相談していいの？」と従業員が怪訝な顔をするのも想像できました。

■「声かけ」から始める

そのため、私自身が一度産業カウンセラーという鎧を脱ぎ、新たに空間を用意できなくても、今の職場環境で始められることはないか熟考しました。ちょうど社内全面禁煙を計画していた時期でしたので、タバコの害について注意喚起するポスターと一緒に、心の休息をアピールするポスターを中央労働災害防止協会から取り寄せたり、メンタルヘルスに関するリーフレットを置いてみたりしました。結果的に、突然従業員を集めてメンタルヘルスの話をするよりも、掲示物による視覚で徐々にアピールしていったほうが従業員にも受け入れられやすかったと感じます。気付いた従業員は職場がメンタルヘルスに対する何らかの取り組みを始めたと理解し、その推進者が私でかつ産業カウンセラーという資格を持っているという認識も広まりました。

と同時に、従業員に何らかの変化を感じたら、すぐに自分から言葉で伝える「声かけ」に努めています。例えば、くしゃみを繰り返す社員を見かけたら「風邪?」と気遣ってみる、眉間にしわを寄せて考えている社員を見かけたら「難しそうな顔をしているけど大丈夫?」と尋ねてみる、そうすることが「今、私はあなたと同じ空間にいますよ」というメッセージの発信にも繋がります。

コミュニケーションとして当たり前すぎて疎かになりがちな「声かけ」こそが、職場におけるメンタルヘルス教育の原点であり、メンタルヘルス不調の予防においても大切な要素となります。まずは現状の職場環境で始められる「声かけ」からなら初期投資も要りません。さらに、従業員が少ないという中小企業の組織風土を逆に生かせば、短期間でメンタルヘルスの必要性を職場に根付かせることができ、早い効果も期待できるでしょう。戦後日本のモノづくりは中小企業が牽引してきましたが、次はメンタルヘルスも牽引していきたいものです。

(産業カウンセラー・心理相談員)

【岩元　健一郎】(いわもと　けんいちろう)
IT企業のエンジニア、電気部品メーカーの企画・総務を経験。経営者・従業員両方の視点をもとに組織体として心の健康を保持することが企業の発展には不可欠と感じ、現在は東京メンタルヘルス株式会社でカウンセラー・セミナープランナーとして活動。併せて、未来を担う子供たちが大人によって傷つけられている現代社会に問題を感じ、休暇は都内児童相談所でメンタルフレンドとして子供の心を支えるボランティア活動を続けている。

小さい会社だからこそ見えるものがある

㈱マイスター　取締役専務　産業カウンセラー
高井　晴子

当社㈱マイスターは山形県寒河江市にあり、周りが田んぼとさくらんぼの樹に囲まれた静かなところに建っている。創立から三一年、現在社員五〇余名で、特殊な刃物や部品を加工して納めている製造業である。男性型職場に一三年前から女性を登用し、今では勝るとも劣らない女性の職場が出来上がった。

■産業カウンセラーとして…

私が社内で産業カウンセラーとして取組みを始めたのは資格を取って二年後、今から八年前からだ。それまでは、役員である私に相談してくれる人はいないと思っていた。そのような訳でいつも社外にばかり目を向けていた。

ところがある講演で「これからのカウンセラーは待つばかりではなく行動するカウンセラーにならなければ…」ということばを聞いてハッと気づいた。ちょうどその頃、若い社員が急激に増え、年代間のギャップが生じ、組織として機能しない状況になりつつあった。ただ待っているだけでは何も変わらない。私の意識が変わると周りも変わってきた。積極的に向き合うことの大切さを社員から教えてもらったのだ。自分が変われば相手も変わることを実感した。

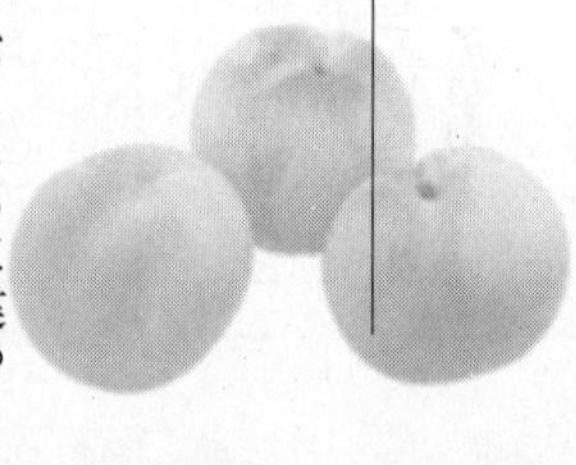

最初に取り組んだことは、女性社員の定着を図るためトイレにメモ付きカレンダーを置く（コミュニケーションツール）、月に一度の昼食会。その後、男女役割分担の見直し、外部講師を招いてのメンタルヘルス研修、ブラザー・シスター制度、技能検定受験の女性への推進、管理職者への気づきの研修、巡回声がけ、各種意識調査や出産・育児休暇前の面談などを行ってきた。

我が社は技能集団なので、せっかく培った技術を出産により退職することで無駄にして欲しくないという思いから、「復帰後に子供は誰が見てくれるのか」「子育ての事情に合わせた一時的な時短勤務」などを話し合い、安心して休暇をとってもらうようにした。

また、柔軟な組織を作るために会社組織にお互いが補え合えるデュアル・サークルシステムを取り入れた。

■まずは全員の顔を見て…

私が出社して、いの一番にすることは、休暇届けに目を通すことだ。休暇届は本人と家族の状況を把握するための大切な情報源である。またコミュニケーションのツールともなる。

目を通したあと、現場を巡回し、一人ひとりに声をかける。顔色や様子を見、昨日休んだ人には今日の体調、何事があったのかなどを聞く。ボソッと言った一言を聞き逃さないようにしっかりと受け止めることが大事だ。その一言が、本人にとって重要な鍵である場合がある。

私用で休暇をとることもなく、残業にも協力的にやっている人には「ずいぶんがんばったね」と声をかけると「仕事があるのは良いことですよ」と笑顔が返ってくる。

関心をもって見ていてもらっていると感じられるだけでもモチベーションは上がると思う。

誰かが辞めたいと言っている情報が入ってきた時は面談をする。辞めたいと思っている人と話す場合は、カウンセラーとして話を聴くか、それとも会社の立場の者として話を聴くかの判断が非常に難しい。本人の性格や考え方、普段の仕事ぶり、家庭での様子などを把握していないと思わぬ結果になってしまうことがあるからだ。そこで家庭訪問をした時にご両親と話したことなどが参考になる。

実は、当初から社員の家族に会社のことを理解してもらうために、そして本人が働きやすいようにとの思いから家庭訪問を続けてきている。

■新入社員を迎えるにあたり…

まずは、ブラザー・シスターを決める（以下、シスターを省略する）。新入社員のお兄さん、お姉さん役。会社での生活面をサポートする人だ。

新入社員の〝居場所づくり〟が目的である。ブラザーには相談役としてメンターを付ける。そしてメンターの相談役としてリスナーがいる。

特に、新卒の人は社会人としての一年生。何もわからないまま入社してくる。手を洗う場所、掃除の仕方、ゴミを捨てる場所……など何もわからず心細い思いをし、馴染めずに辞めていってしまうのは残念だという思いから始まった。

初めは、新入社員、ブラザー、メンターの顔合わせの時に「ブラザー・メンター教育」を実施する。そして、毎月会議を開く。会議のメンバーは新入社員とリスナーだったり、新入社員とブラザーだったり、ブラザーとメンターだったりする。会議で話し合われたことを「ブラザー新聞」で全社員に報告し認識の一致を図る。会議を開くことには〝自由に自分の意見が言えるようになるために〟という意味も含まれている。

新入社員は異口同音にブラザー・シスター制度があるので不安なく、早く会社に馴染めたと喜んでくれている。また、退職者が減ったという効果も出ている。

もう一つの目的は、ブラザーやメンターが新入社員を世話することで自己成長することだ。そして、新入社員育成プログラムを作成し会社全体でサポートしていく。

このような取組みは、小さな会社で社員全員の様子、事情を把握しているからこそできるのかも知れない。当たり前のことを当たり前にやってきただけだ。また役職の立場にいるからこそできることもたくさんあると思っている。

就寝時間を除いた人生の大半を会社で過ごす社員一人ひとりのことを愛し、サポートしていくことが私の役割と考える。何よりも大事なことは、メンタル不調者を出さないことだと実感している。

【高井　晴子】（たかい　せいこ）
三一年前社長が興した会社に共に関わってきて、仕事の傍ら職場の中でクッション役になることが私の役割であると感じてきた。縁あって入社した社員が辞めずに勤め続けられるには…と考えた時、まず傾聴スキルを身に付けようと産業カウンセラーの資格を取得。その後自社の他、支部の養成講座や企業内カウンセリングに関わっている。又変化している人間関係のあり方に産業カウンセラーとし様々な角度から関わっていきたいと考えている。

ピンチはチャンス　中小企業で活きる産業カウンセリング

株式会社山岸製作所　常務取締役　産業カウンセラー
岡田　美智子

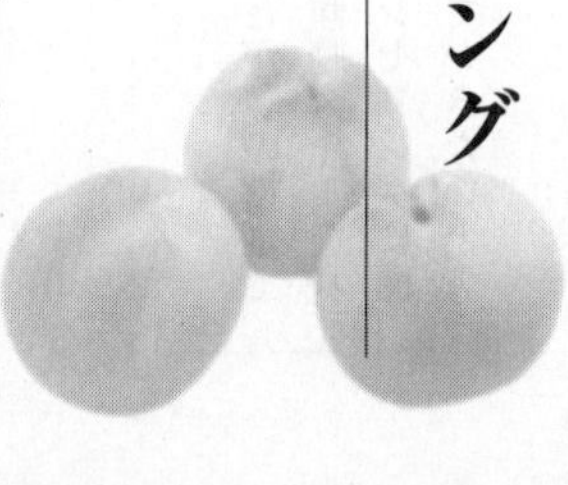

当社は、上毛三山といわれる赤城・榛名・妙義山そして浅間山が見渡せる、のどかな工業団地にあります。私の父である会長が昭和三七年に山岸製作所として創業して四七年。社員数はパートを含め七四人の同族会社です。

薄肉加工を得意とし、主に自動車部品や精密機械部品の加工・製造をしています。

現在、世界的不況の代表的業種であり、受注も大幅に減少していますが、この不況の中、当社では〝企業は人なり〟をモットーに、人材育成強化のため教育訓練を行っています。今までマスターできなかった基本的な知識・技術をしっかり自分のものにしようと、皆真剣な眼差しで訓練に臨んでいます。その成果なのか、受注も回復しつつあります。

■産業カウンセリング導入の経緯

私が産業カウンセリングにたどりつくまでには、三つの要因があったと思います。

一つ目は、主人の病気です。平成一三年当時金融機関に勤務していた主人が、脳梗塞を患い右手右足に軽い麻痺と失語症が残ってしまいました。リハビリを始めた時のこと、私が「リハビリを始めましょうか」と振り向いた瞬間、今まで笑いながら話していた主人が、イビキをかいて寝てしまうのです。タヌキ寝入りとはこのことかと思うほど見事な瞬間でした。

それは私の一言がストレスとなり脳がシャットアウトしてしまうために寝てしまうそうです。そんな主人にどう接してよいのかわからず非常に悩んでいました。現在はほぼ回復しましたが、コミュニケーションする上で言葉や態度、そして心・脳・体の関係は、ストレスに大きな影響を及ぼすものだと身をもって体験しました。

二つ目は、若手社員が同時期に三人辞めてしまい、辞めた理由が同じで「仕事は面白かったけれど人間関係が耐えられなかった」ということでした。教育訓練し、これから戦力になる社員が辞めてしまうのはとても惜しいことです。もっと早いうちに悩みが聞きたかったという後悔と、人間関係を円滑にするには、どうしたらよいのかと悩んでいたことです。

三つ目として、当社は同族会社のせいか、役員会議において容赦ない言葉が飛び交うことがあります。ゆとりある会議にするには、どうしたらよいか毎日思案していました。

■社員一人ひとりと面接

平成一八年、当時私は傾聴を学びながら社員の面接をしていましたが、社長にも傾聴を知ってほしいと、一緒にキャリア・コンサルタントの養成講座を受講しました。そして「もっと社員の気持ちを受け止めなくては」と社長自ら面接時間を設け、社員の話を聴くことによって、社員が自分の意見を言えるようになったと思います。

翌年、私は産業カウンセラーの養成講座を受講し資格を取得しました。しかし、私が望んだ家族・社員へのメンタルヘルスケアの取組みは難しいものとわかりました。そこである方に「愚痴を聴くつもりで話を聴いてみたら」と助言を受け社員の話を聴きました。

当初は面接時間が長引いてしまうのが悩みでした。最初に持ち時間を伝えることで、社員が積極的に話すようになり沈黙時間が短縮し、感情も抑えて話すようになったので時間内に終わるようになりました。「注意されるのかと緊張しました。話を聴いてもらって楽になりました。ありがとうございました」と笑みを浮かべて退室していく姿を見るとホッとします。

また、不調を訴えていた社員に専門医を紹介すると、診断が下されたことで安心したのでしょうか、元気に仕事をするようになりました。その後もリーダーと共に変化への気づき、積極的な声かけに気をつけています。

ある管理職が、部下と折り合いが悪くなり、口もきいてくれなくなったと相談にきました。双方同席のもとに面接し、折り合いが悪くなった時の状況を各自ホワイトボードに書き出してみると、上司が何気なく言った〝そんなこと〟という一言が発端だったとわかりました。その一言で部下も気づかなかった〝認めてもらえなかった不満〟が大きく膨らみ、顔も見たくないほど上司を避けていたことが判明しました。お互いに言葉の重大さを痛感し、反省して涙を浮かべながら握手した二人の姿は私も感動し、あの充実感は今でも忘れません。

■もっと社員に寄り添った面接を

しかし昨年、リーダーから、面接を避ける社員がいると報告があり、同時に社長から、敬遠する社員もいるし、あまり効果がないのではないかと言われて面接することが辛くなってしまい、二か月ほど休止してしまいました。

そこで講習会に参加し、研鑽のためにロールプレイでカウンセラー役をかって出ることにしました。しかし、振り返りで「自身の応答を気にするあまり、クライエントに添うことができず共感していなかった。クライエントにとって不満なカウンセリングでした」とアドバイスを受け、今まで真剣に人の話を聴いていなかったのではないかと自問自答し、もっと社員に寄り添った面接をしてみようと思いました。

そんな思いの時、一人の社員が職種に合わず退職することになり「自分にはどんな仕事が合うのかわからなくなりました。もう少し常務と話をして自分の将来を考えてみたかった」と言って退社しました。面接を休んでいたので話を聴くことができず、今でも申し訳ない気持でいっぱいです。

この話をある人に相談すると「社員に成長してほしいと願う、親心でカウンセリングをしているのではないか」と指摘されました。敬遠されていたのは社員に私の親心を押しつけていたのではないかと気づき、要望が出ていたある社員の面接をしました。

その社員は話の途中で体を掻き出すので気になっていたのですが、傾聴することに集中すると一気に話し始めて体を掻くことはしなくなりました。しかし、「（話し相手が）常務なので自分の評価が下がるようで、話したいけれど、これ以上は話せない」ともどかしそうに言いました。直属の上司には話せるようなので、さっそく管理職に、部下の話が聴けるようコミュニケーションの仕方や傾聴訓練を行いました。若手・パート社員には、価値感の違い、自分の気持ちの伝え方等の研修を行い、現在も継続中です。部下の相談が受けやすくなり話し合いも多くなったと報告があります。

日本産業カウンセラー協会という安心して相談でき、支援してくれる場があるのは、大変心強く感謝するところです。これからも試行錯誤しながら社員と共に働きやすい職場にしていきたいものです。

【岡田　美智子】（おかだ　みちこ）
金融機関勤務経験を生かし、二七年間㈱山岸製作所で、経営・経理を担当しています。当社は、私の父である会長が従業員三人で創業し、現在七四人の会社です。人数が多くなると共に、人間関係の難しさが浮上し『企業は人なり』をモットーに社員が気持ちよく働ける会社でありたいと願い経営しています。また地域ボランティア活動として、豊かな人間関係づくり等を目的に高崎カウンセリング協会で副会長を務めています。

中小企業だから従業員が見える・動ける

㈱セイキ製作所　監査役　シニア産業カウンセラー・社会保険労務士
松原　賀寿子

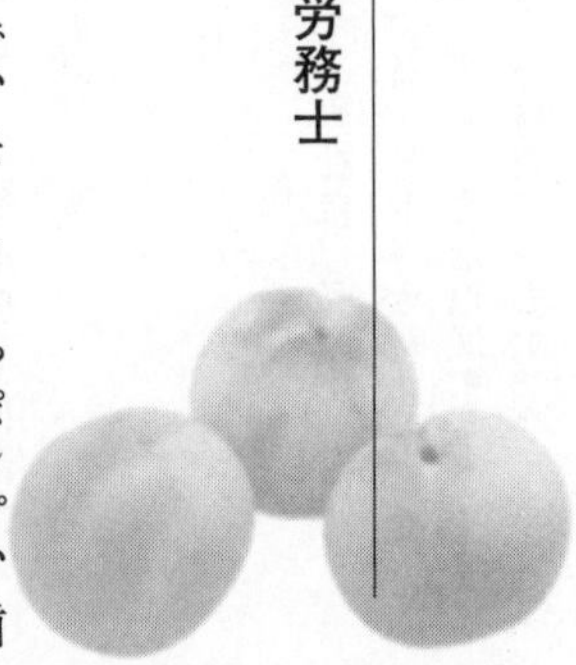

当社は、東京のベッドタウンといわれる町田市で操業している機械部品メーカーで、モーターやポンプ、歯車など回転するものに使われる「マシンキー」とよばれる部品の製造と販売をしています。

創業は四五年前、出版関係のサラリーマンだった私の父親が脱サラで一八〇度転換し、同時にＯＬをしていた私が事務を担当しました。日本の高度成長と共に業績は上がり、創業時は二、三名だった社員も昨年はパートも含めて六五名になりましたが、昨年秋以来の不況でやむを得ず六五歳以上のパートや嘱託の方を雇い止め、現在は五五名（内女性一三名）です。図のように正社員の半数以上が二〇～三〇歳代で、平均年齢三四歳という若い雰囲気を醸しています。

■現場で問題に気づく

かつては、三Ｋ企業といわれる小さな町工場には若年者の応募者も少なく、採用しても数か月、長くて一～二年で退職してしまうという状況が続き、社員のほとんどが四〇歳以上でした。

しかし、事務や機械設備のＩＴ化が進むと、若い社員の起用が必須になります。定着のために昇給や特別休暇の制度を改革するなど、試行錯誤の努力を重ねていました。

どうしてもパソコンの操作になじめなかった五〇代後半の営業部長が、突然「神経症」で三か月の休養をするという思いもよらないこともありました。

ちょうどその頃（平成四年）、労働基準監督署主催のメンタルヘルス講習会があり、その中で先の部長の件に気づき、今後、第二、第三のケースを出さないためにと思い産業カウンセラーの養成講座に申し込みました。

小回りがきくからこそできること

「当社のような中小企業で産業カウンセリングの導入はどうすればいいか？」と常に悩みながら勉強を続けていました。

まず、できることからと思い毎日出退勤届に目を通し、社員の健康や生活状況、家族のことなどを把握し、職場巡回で簡単な声かけをして社員とのコミュニケーションを図るようにしました。

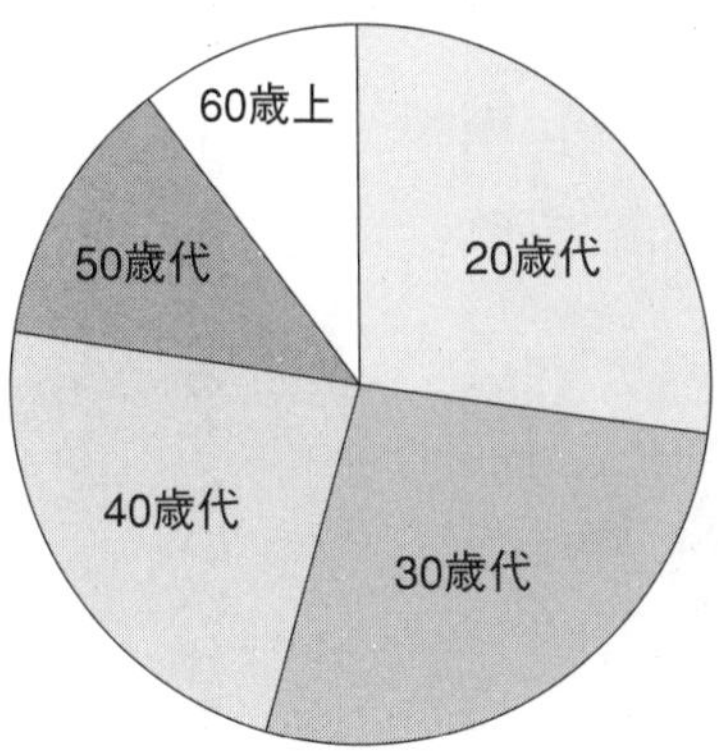

ある時、中途入社したばかりの五〇代の社員と帰り道が一緒だったことがあります。数日前、奥様の通院の付き添いという届が出ていたので「奥様はその後いかが？」と問いかけますと、「実は…、」と言い出して、長女が重度の知的障害者で、それを奥様が気に病んで時々精神科に通っているということを、駅に着くまでの二〇分余りひたすら話し続けました。

翌日、いつものように職場巡回をしていたら、昨日の社員から「昨日は有難うございます。自分も家内みたいにおかしくなるところでした。部長に話を聞いてもらって気持ちが楽になりました」と言われ、これがカウンセリングだ！と気づくきっかけになりました。

カウンセリング室がなくても、特別に時間をかけなくても話は聞くことができる。それからは、一層積極的に声掛けをし、社員のひと言ひと言を大事に受け止めるようにしています。

■気持ちよく働けるからいい仕事ができる経営へ

なかなか定着しなかった若手社員ですが、三年、五年と継続してまじめに勤務する者が増えてきました。

三年前、それまでのピラミッド型の組織を変更し、トップ（社長）以下一一のグループに分けました。一グループは三～五名、その中の一名がリーダーです。入社数年目の二〇代のリーダーもいて、お互い助け合いながらグループの成果をメンバーで分かち合うようにしました。このことが自然とリーダーと部下がメンターとメンティの関係にもなっているようです。

社員には学卒者から中卒者、外国籍、知的障害者もいます。一人ひとりの能力やパーソナリティを見て、その人に応じた教育をし、仕事をしてもらう。これは中小企業でなくてはできないことだと気づいたのは最近です。

業務ラインのグループとは別に、安全衛生委員会、防災委員会、五S推進委員会、不良撲滅委員会などいくつかの委員会があり、若手中心に、自主的に勉強や活動をする自己実現の〝場〟となっています。

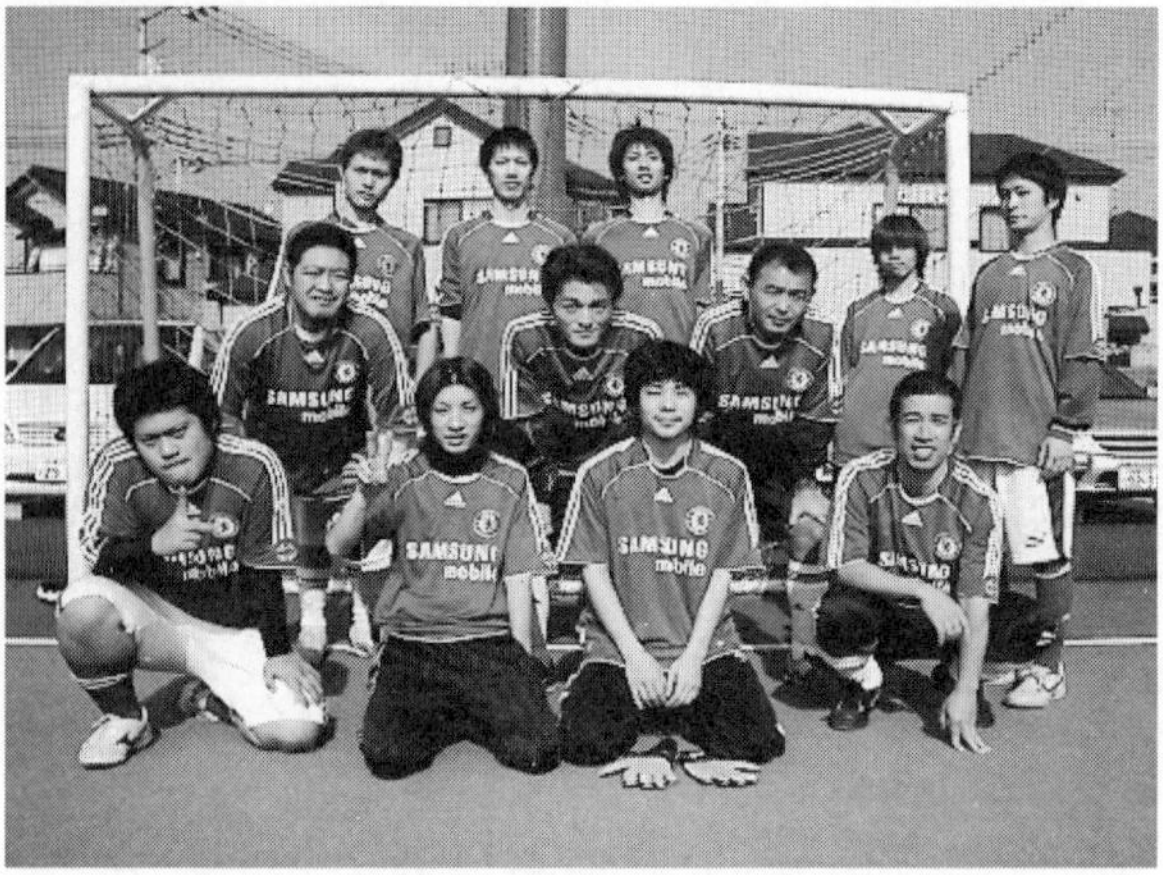

いきいき社員たち

かつては給与を上げ、休暇を増やしても定着しなかったのに、現状の厳しい環境下でも真摯に仕事に取り組む社員たち、五年以上も自己都合退職者はいません。

今春、町田市の第一回「仕事と家庭の両立支援推進企業賞」を受賞しました。現在育児休業者が二名、もうすぐパパになる社員もいます。若い社員ばかりでなく全員が幸せな家庭生活がおくれるよう、ワークライフバランスへの支援も必要になってきました。

当社はメンタルヘルスについては特別な組織は作らず、問題が起きたときにケースバイケースで対処しています。そのような時にカウンセリングマインドを基本にすれば解決方法は見つかるような気がします。

社員の方から「話を聞いてください」「相談に乗ってください」と言われることもあり、離婚や多重債務のことが多いのも時代の流れかと感じます。

＊　＊

最近の社員との会話：二〇代の工員に、私「賞与は少し貯金したの？」、工員「まだ車のローンがあるので無理です。でも母親に夕食をおごりました！」。一人暮らしで平素は寝坊して遅刻が多くいつも叱ってばかりでしたが、この時は心から褒めてあげました。

【松原　賀寿子】（まつばら　かずこ）
四五年前、父親が始めた機械部品メーカーに創業時より関わる。主として経理、労務を担当し現在にいたる。社員が増えるに従い、社会保険労務士、衛生管理士の資格を取得し労務対策や福利厚生の充実を図ってきた。一九九五年に産業カウンセラー（一九九八年にシニア産業カウンセラー）になり、企業の管理者等に傾聴訓練などの指導も行う。人との関わりを大事にし、自社の社員だけでなく、働く人全員を応援していきたい。

本書は、月刊誌「らいふ」(㈳全国労働基準関係団体連合会発行)に平成18年2月号から同22年1月号までに連載された『産業カウンセラーの目』に一部加筆・修正したものを収録しています。

なお、㈳日本産業カウンセラー協会 会長安藤一重様、日本カウンセリング学会 会長 桐村晋次様には、本書発刊にあたり、特別にご寄稿いただいたものです。

産業カウンセラーの目

定価1,500円(本体1,429円+税)

平成22年2月22日発行

編集・発行　社団法人 全国労働基準関係団体連合会

〒105-0003　東京都港区西新橋2-16-2
全国たばこセンタービル8階

TEL 03(3437)1022
FAX 03(3437)6609

全基連　検索

ISBN978-4-915773-89-1